Dilan Aktepe Coşar
Aynur Cin
Hatice Demirağ

Arte-Terapia e Enfermagem

Dilan Aktepe Coşar
Aynur Cin
Hatice Demirağ

Arte-Terapia e Enfermagem

ScienciaScripts

Cover image: www.ingimage.com

This book is a translation from the original published under ISBN 978-3-659-81359-7.

Publisher:
Sciencia Scripts
is a trademark of
Dodo Books Indian Ocean Ltd. and OmniScriptum S.R.L publishing group

120 High Road, East Finchley, London, N2 9ED, United Kingdom
Str. Armeneasca 28/1, office 1, Chisinau MD-2012, Republic of Moldova, Europe
Printed at: see last page
ISBN: 978-620-8-31600-6

ARTE-TERAPIA E ENFERMAGEM

Dilan AKTEPE COÇAR, RN, MSN, MSc.

Co⅞ar é académica na Turquia desde 2019. Ela é professora no Departamento de Serviços e Técnicas Médicas da Universidade de Gümüçhane. Tenho estudos em diversas áreas como Cuidados de Enfermagem, Doenças Crónicas, Doentes com Epilepsia e Ansiedade Profissional com Sintomas de Lesão Moral de Enfermeiros de Medicina Interna. É casada e tem dois filhos.

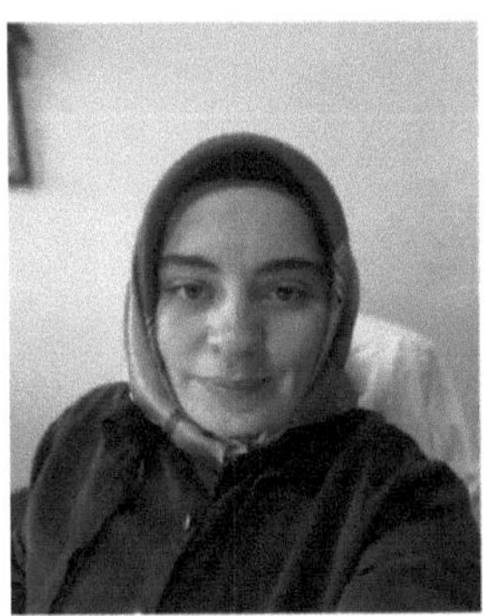

Aynur CIN, RN, MSN, PhD.

CIN é académica turca no departamento de Serviços e Técnicas Médicas da Universidade de Gumushane desde 2017. Obteve o seu doutoramento na Universidade Técnica de Karadeniz em 2023. Atualmente, trabalha como professora de doutoramento. A sua paixão mais recente tem sido a área de pesquisa em enfermagem, especialmente geriatria, reabilitação, doenças crónicas, doenças cardiovasculares, doenças neurológicas, a experiência de sintomas de cancro, cuidados de enfermagem, pacientes em hemodiálise. A autora é solteira e tem dois gatos que se chamam Duman e Sis.

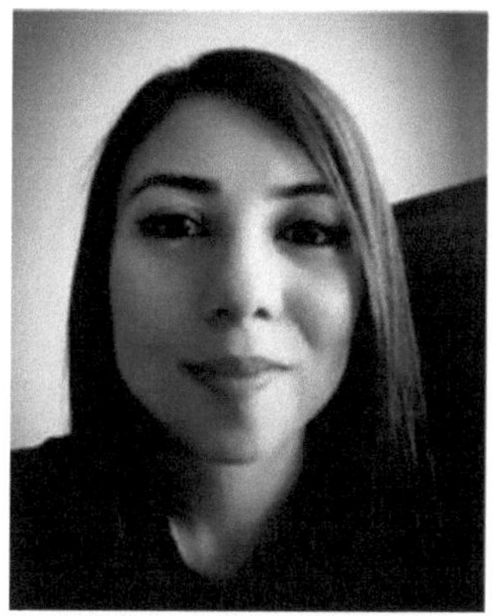

Hatice DEMIRAG, RN, MSN, PhD

DEMIRAG é académica turca no Departamento de Serviços e Técnicas Médicas da Universidade de Gumushane desde 2016. Atualmente, trabalha como Professora Assistente. A sua paixão mais recente tem sido o campo da investigação em enfermagem, incluindo a gestão de doentes renais com COVID-19, doentes em hemodiálise, geriatria e doentes oncológicos. A autora é casada e tem um filho.

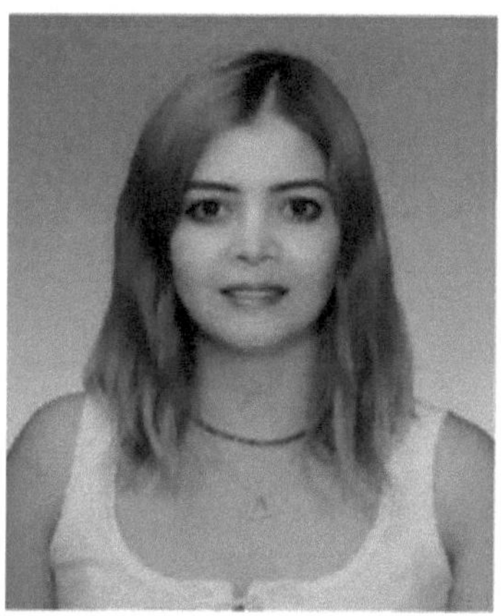

PREFÁCIO

A Arte-Terapia é uma profissão integradora de saúde mental e serviços humanos que enriquece a vida dos indivíduos, famílias e comunidades através da arte ativa, do processo criativo, da teoria psicológica aplicada e da experiência humana no âmbito de uma relação psicoterapêutica. A arte-terapia é aplicável a todos os grupos etários e ajuda os indivíduos a exprimirem mais facilmente as emoções negativas reprimidas. No entanto, a arte-terapia pode ser utilizada não só como um método terapêutico útil para ajudar os pacientes a abrirem-se e a partilharem os seus sentimentos, pontos de vista e experiências, mas também como um tratamento adjuvante no diagnóstico de doenças, para ajudar os profissionais de saúde a obterem informações complementares que diferem dos testes tradicionais. A literatura tem demonstrado que existem benefícios positivos significativos para os membros da família e para os prestadores de cuidados de saúde dos doentes que participam na arte-terapia. Este livro académico fornecerá informações sobre a definição de terapia artística, a sua história, os tipos de terapia artística, as suas utilizações na saúde e na medicina, a saúde artística e a enfermagem, e a sua utilização na gestão de doenças.

Índice

CAPÍTULO 1: INFORMAÇÕES GERAIS SOBRE A ARTE-TERAPIA

1. Conceito de arte

A arte e as humanidades enriqueceram a vida humana de várias formas ao longo da história (Shim et al., 2021). A palavra arte vem do significado de expressar artificialidade e é usada como "Kunst" em alemão e "Art" em inglês. A palavra arte em turco é de origem árabe e tem o mesmo significado (Yildirim et al., 2020). A arte é primitiva como forma de cura em muitas culturas (Carter et al., 2023). A arte, que tem sido um campo complexo e especial ao longo da história humana, não se limita à área de uma única peça. A arte tem dimensões gerais e específicas do ser humano. Os significados, as emoções, os pensamentos e as filosofias são uma ferramenta utilizada para revelar a vida a partir das profundezas do tempo e regressar ao indivíduo (§eriati, 1997).

A arte, que fornece um subtexto profundo às experiências diárias do indivíduo, permite a comunicação de complexidades, a tranquilização da alma e o desencadear de pensamentos e acções. Ao mesmo tempo, é utilizada como sinónimo de trabalho intermitente (artesanato) como capacidade de utilizar determinados conhecimentos e ferramentas, sendo também considerada uma competência criativa. A arte produz obras de arte através da intuição e da perceção criativas (Ocvirk et al., 2015). A arte e a saúde têm sido o foco do interesse humano desde o passado (Stuckey & Nobel, 2010).

2. Definição de Arte-Terapia

A Arte-Terapia é uma profissão integradora de saúde mental e serviços humanos que enriquece a vida dos indivíduos, famílias e comunidades através da arte ativa, do processo criativo, da teoria psicológica aplicada e da experiência humana no âmbito de uma relação psicoterapêutica (ARTT, 2024). A Associação Americana de Arte-Terapia (AATA) definiu a arte-terapia como um método terapêutico utilizado ao longo de sessões contínuas para "melhorar as funções cognitivas e sensório-motoras, promover a autoestima e a autoconsciência, aumentar a resiliência emocional, fomentar a introspeção, melhorar as competências sociais, reduzir e resolver conflitos e angústias, e promover a mudança social e ecológica" (Iguina & Kashan, 2023).

A arte-terapia é uma terapia que ajuda as pessoas a refletir as suas emoções inconscientes, expressando-as e permitindo-lhes dar sentido ao seu mundo interior (Case & Dalley, 2006). A arte-terapia, enquanto terapia médica complementar e alternativa não farmacológica, tem bons efeitos clínicos nas perturbações mentais (Hu et al., 2021). A arte-terapia é uma intervenção clínica que utiliza as qualidades expressivas da arte dentro de um contexto terapêutico para apoiar o tratamento de distúrbios físicos, comportamentais, neurológicos ou mentais e a saúde geral (Iguina & Kashan, 2023; Yesilkava, 2024). Por outro lado, a arte-terapia é considerada terapêutica no sentido em que aumenta a consciência, reconcilia conflitos emocionais, desenvolve competências sociais, resolve problemas, gere comportamentos, reduz a ansiedade, aumenta a autoestima e direciona para a realidade (Case & Dalley, 2006).

A arte-terapia pode ser aplicada a todos os grupos etários e ajuda os indivíduos a expressar mais facilmente as suas emoções negativas reprimidas (Yurtsever, 2014). Mostra que a arteterapia pode ser utilizada não só como um método terapêutico útil para ajudar os doentes a abrirem-se e a partilharem os seus sentimentos, opiniões e experiências, mas também como um tratamento adjuvante no diagnóstico de doenças, para ajudar os profissionais de saúde a obterem informações complementares diferentes dos testes tradicionais (Hu et al., 2021). Foi demonstrado que existem grandes benefícios positivos para os familiares e os prestadores de cuidados de saúde dos doentes que participam em terapias artísticas (Ozden, 2022).

A arte-terapia proporciona um modo de expressão intuitivo que ajuda os doentes a prevenir emoções negativas, a aliviar sintomas comportamentais e psicológicos e, assim, a melhorar a qualidade de vida (Ozden, 2022). A arte-terapia tem sido utilizada para ajudar os doentes e as famílias a aumentar a auto-consciência, melhorar a carga de sintomas e adaptar-se a experiências de vida stressantes associadas a uma doença terminal. Melhora a qualidade de vida dos doentes que não respondem aos seus tratamentos (Iguina & Kashan, 2023). Em hospitais e ambientes clínicos, a arte-terapia pode ser muito útil para auxiliar o tratamento e a terapia e para melhorar a comunicação não-verbal entre os pacientes e o pessoal médico (Hu et al., 2021). Durante a terapia, os arteterapeutas podem ser mais eficazes quando utilizam muitos materiais artísticos diferentes (por exemplo, artes visuais, pintura, desenho, música, dança, teatro, escrita e outros estímulos sensoriais) (Chiang et al., 2019; Hu et al., 2021). A arteterapia é descrita como um "poder de cura" porque envolve serenidade emocional, descanso espiritual, relaxamento psicológico e um retorno ao bem-estar (Bostancioglu & Kahraman, 2017). Por outro lado, aumentam o reforço da autoajuda ao reconstruir o significado primário do self através da expressão artística não verbal (Li & Peng, 2022).

O principal objetivo da terapia pela arte, tal como noutras técnicas de terapia, é aumentar o bem-estar e a qualidade de vida do cliente, transmitindo os problemas nos seus pensamentos e discurso (Tunç, 2007). Por outro lado, a arte-terapia é um método de tratamento abrangente que ajuda as pessoas a expressarem os seus sentimentos, a reduzirem o stress e a melhorarem a sua saúde mental, utilizando a forma artística como ferramenta (Wang & Abdullah, 2024). Durante as aplicações, a terapia artística abre uma janela dos períodos de doença para os indivíduos, permitindo-lhes respirar e sentir novamente os seus sentimentos perdidos de diversão através do produto artístico. Além disso, a arte-terapia pode chegar rapidamente ao problema que o indivíduo carrega dentro de si num curto espaço de tempo e revelar o que está dentro dele de uma forma inegável. A arteterapia médica é a aplicação clínica da recordação de um conjunto de imagens mentais e da expressão artística com indivíduos que sofreram traumas físicos, estão fisicamente doentes e passaram por procedimentos médicos agressivos ou invasivos, como quimioterapia ou cirurgia (Aydin, 2012). Faz também parte da medicina complementar e integrativa (Malchiodi, 2023). A arte-terapia utilizada no domínio da medicina alivia temporariamente os indivíduos com doenças das dificuldades que sentem devido à existência da doença (Aydin, 2012).

3. História da Arte-Terapia

Embora a arte-terapia pareça nova, foi descoberta pela primeira vez na antiga povoação conhecida como Eskülap, onde se situava o Templo de Zeus em Bergama, no âmbito dos serviços de comunicação, tratamento e assistência ao longo da história, e verifica-se que os romanos utilizavam estes métodos atualmente. A arte era utilizada como uma ferramenta de comunicação não verbal quando a comunicação era inadequada (Bostancioglu & Kahraman, 2017).

O desenvolvimento da arte-terapia remonta ao início do século XX. No início do século XX, os artistas começaram a utilizar a arte como método de tratamento para aliviar os problemas psicológicos dos pacientes. Na década de 1920, a artista americana Florence Cane começou a utilizar a arte como psicoterapia. Ela acreditava que a arte podia ajudar as pessoas a exprimir os seus sentimentos e a reduzir a ansiedade e o stress (Wang & Abdullah, 2024). Começou na Europa em meados do século XX, quando o artista Adrian Hill cunhou o termo em 1942, durante a epidemia britânica de tuberculose (Carter et al., 2023). A arte-terapia começou a receber uma atenção crescente na década de 1950. Nessa altura, a psicóloga americana Margaret Naumburg introduziu o conceito de "terapia artística não dirigida". Ela acreditava que a arte podia ajudar as pessoas a expressar os seus sentimentos e conflitos subconscientes, aliviando assim os problemas psicológicos. Nos anos 60, a terapia pela arte começou a entrar na prática clínica. Nessa altura, a psicóloga americana Edith Kramer introduziu o conceito de "terapia pela arte". Acreditava que a arte podia ajudar as pessoas a expressar os seus sentimentos, reduzir a ansiedade e o stress e promover o crescimento e o desenvolvimento individual (Wang & Abdullah, 2024). Em 1974, foi definida como "a utilização da arte como terapia adjuvante no tratamento de perturbações neurológicas, mentais ou comportamentais", enquanto a musicoterapia ou o psicodrama foram considerados numa categoria fora da terapia pela arte (MeSH, 1974).

CAPÍTULO 2: TIPOS DE ARTE-TERAPIA

Nos últimos anos, as abordagens terapêuticas em arteterapia expandiram-se para além dos modelos clínicos, passando a incluir modelos comunitários que enfatizam o potencial da arte para ter impacto em comunidades em dificuldades e encorajam os arteterapeutas a alargar as suas intervenções terapêuticas e a expandir as suas fronteiras profissionais (Gavron et al., 2024). A arteterapia utiliza meios artísticos, imagens, imaginação e o processo criativo. O arte-terapeuta respeita as respostas do cliente ao trabalho criado em termos de personalidade, interesses, capacidades, preocupações e conflitos. A arte-terapia procura reconciliar conflitos emocionais e centra-se na auto-consciência, nas competências sociais e no comportamento (Sharma, 2017).

A arteterapia representa um tipo específico de intervenção psicossocial que inclui uma vasta gama de abordagens e práticas terapêuticas (Visser & Hoog, 2008). Disciplinas artísticas como a música, a terapia das artes visuais (pintura, desenho, colagem, escultura, barro), a dança, o teatro criativo ou a escrita (poesia, contos de fadas e literatura) estão incluídas na terapia artística (Malchiodi, 2023).

1. Musicoterapia

Envolve ouvir música, cantar ou tocar um instrumento musical (Sharma, 2017). É um método de tratamento que utiliza a música como principal ferramenta para ajudar os pacientes a relaxar, aliviar as suas emoções e melhorar a sua saúde mental através do ritmo, da melodia e do som da música (Wang & Abdullah, 2024). Para praticar e desfrutar da musicoterapia, o paciente não precisa de ser perfeito e talentoso na utilização de instrumentos musicais. Ele ou ela não precisa de ter uma experiência precoce em tocar música. Os musicoterapeutas observam como o cliente toca música. Escutam a música que o paciente cria e tentam compreender as suas emoções e sentimentos interiores. A música leva o doente numa viagem de aventura e, quando regressa, pode sentir-se muito melhor e revigorado. A musicoterapia pode ajudar-nos a examinar e analisar emoções, experiências e memórias dolorosas que temos dificuldade em partilhar com outras pessoas. Isto ajuda a pessoa a lidar com problemas difíceis. O processo torna mais fácil exprimirmo-nos. Podemos relacionar-nos com outras pessoas e estabelecer relações positivas. Por outras palavras, a música cria ordem na confusão, no caos e em situações caóticas. A musicoterapia usa a música para criar mudanças positivas nas funções psicológicas, físicas, cognitivas ou sociais de indivíduos com problemas de saúde ou educacionais (Sharma, 2017). A musicoterapia também ajuda a estabelecer uma melhor comunicação interpessoal entre os doentes e os profissionais de saúde (Shijina et al., 2019).

A musicoterapia pode ser dividida em duas formas: terapia de audição de música e terapia de reprodução de música. A musicoterapia significa que os doentes podem atingir os objectivos terapêuticos ouvindo música. A musicoterapia significa que os doentes exprimem as suas emoções e sentimentos tocando instrumentos musicais (Wang & Abdullah, 2024).

2. Terapia da dança

Inclui várias técnicas de dança e de movimento. Os terapeutas de dança incentivam os indivíduos a mudar os seus movimentos para os ajudar a mudar a forma como se sentem (Sharma, 2017). É um tipo de método de tratamento que utiliza a dança como principal ferramenta para ajudar os pacientes a relaxar, ajustar as suas emoções e desenvolver a auto-consciência através de movimentos e ritmos de dança (Wang & Abdullah, 2024). Por exemplo, se uma pessoa se sentir deprimida e humilhada, pode encolher o corpo, encolher os ombros e parecer mais pequena do que é na realidade. Nesse caso, o terapeuta pode encorajá-la a manter-se direita para aumentar a sua autoestima. Por outro lado, a dança ajuda as pessoas a tomarem consciência dos seus sentimentos e emoções sobre os quais têm dificuldade em falar e a sentirem-se mais confortáveis com o seu corpo. A dançaterapia ajuda a eliminar os sentimentos negativos sobre o corpo da pessoa. Ajuda a pessoa a estabelecer uma relação com o seu ambiente (Sharma, 2017). Observou-se que os doentes podem relaxar e desenvolver a sua autoconfiança e autoconsciência através da dança (Zhou, 2019).

A dançaterapia pode ser dividida em duas formas: dança livre e dança temática. A dança livre significa que o paciente dança livremente, sem quaisquer restrições. A dança temática significa que os pacientes dançam de acordo com o tema fornecido pelos terapeutas para atingir determinados objectivos terapêuticos (Wang & e Abdullah, 2024).

3. Terapia dramática

Trata-se de um tipo de terapia utilizada para o tratamento e a cura. O teatro é utilizado como a principal ferramenta para ajudar os pacientes a expressar os seus sentimentos, reduzir o stress e a ansiedade e melhorar a sua saúde mental através de actuações, dramatizações e outras formas (Wang & Abdullah, 2024; Sharma, 2017). Enfatiza o equilíbrio emocional e o desenvolvimento pessoal. Este método ajuda os indivíduos a contar as suas histórias pessoais para resolver problemas. Facilita a catarse ou a purificação, enriquecendo a experiência interior. O processo criativo ajuda a compreender o significado das imagens, reforçando a capacidade de observação. A participação no teatro aumenta a flexibilidade e o movimento do corpo (Sharma, 2017).

A terapia dramática utiliza uma variedade de técnicas dramáticas e teatrais, incluindo jogos de representação, interpretação de papéis, mímica, movimento do corpo ao fazer um discurso, ser um diretor, gerir a iluminação, confecionar fatos e ser um público. A terapia dramática pode ajudar a abrir tópicos de conversa e discussão e a libertar os seus pensamentos, sentimentos e emoções. A terapia dramática pode ajudar o doente a exprimir-se (Sharma, 2017).

A terapia dramática pode ser dividida em duas formas: drama livre e drama temático. Drama livre significa que os pacientes podem atuar livremente sem quaisquer restrições. Drama temático significa que os pacientes actuam de acordo com o tema fornecido pelos terapeutas para atingir determinados objectivos terapêuticos (Wang & Abdullah, 2024).

4. Terapia da arte visual

A terapia das artes visuais utiliza uma variedade de meios artísticos, incluindo tinta, tela, pedra, barro, giz, madeira, papel e fotografia, para criar obras de arte que exprimem os nossos sentimentos, emoções e experiências interiores. Uma forma de arte pode estar ligada a outra. Uma pode inspirar a outra. A música, a poesia ou as histórias podem inspirar-nos a criar imagens visuais, símbolos e formas. A mente perturbada pode concentrar-se em linhas, cores, imagens, texturas, pinceladas, ritmo e formas. A terapia das artes visuais pode ajudar-nos a compreender as nossas emoções e sentimentos e as formas de lidar com sentimentos dolorosos. Podemos partilhar e comunicar através de imagens e formas que não conseguimos fazer através da linguagem e do texto verbal. Os arte-terapeutas dão ênfase à integração de actividades de arte visual nos planos de tratamento e sublinham que um esboço rápido ou uma colagem de arte podem fazer avançar o cliente quando a terapia da conversa é ineficaz. Os objectos, materiais ou coisas que usamos para criar obras de arte podem lembrar-nos de experiências passadas. As cores, o barro e a tela podem encorajar-nos a revelar os nossos desejos e interesses (Sharma, 2017).

Terapia da imagem: Verifica-se que a terapia pela imagem tem atualmente uma vasta gama de aplicações e tem efeitos benéficos (Gambrel et al., 2020). A terapia pela imagem é um método terapêutico que utiliza imagens como ferramenta principal. Através do processo de criação de imagens, os doentes podem relaxar, ajustar o seu estado de espírito e melhorar a sua auto-consciência. Pode ser utilizada como uma técnica autónoma ou como uma abordagem terapêutica primária (Jiang, 2021). As ferramentas simbólicas permitem que os clientes, especialmente aqueles com auto-expressão verbal limitada, resistência, relutância em participar ou menos habilidade em expressar seus sentimentos e emoções, expandam e enriqueçam a conversa terapêutica (Abdullah, 2021). A terapia da imagem oferece aos indivíduos oportunidades de expressar livremente as suas emoções, sentimentos e necessidades através de cores e linhas. Por outras palavras, a terapia pela imagem é utilizada como uma ferramenta para refletir, apresentar e expressar emoções (Mardani et al., 2020). A arteterapia pode ajudar os pacientes a melhorar a auto-aceitação (Moula et al., 2022), aliviar a dor e a ansiedade, e distrair (Zhou, 2019). Por outro lado, através da pintura, os pacientes podem expressar seus sentimentos e tem sido enfatizado que a ansiedade e a depressão são aliviadas (Zhou, 2019).

A terapia com imagens pode ser dividida em dois tipos: imagem livre e imagem temática. Imagem livre significa que os pacientes podem desenhar qualquer padrão que queiram sem qualquer restrição de assunto. Imagem temática significa que o paciente desenha de acordo com o tema fornecido pelo terapeuta para atingir um objetivo terapêutico específico (Sun et al., 2016) .

Terapia de escultura em argila: A argila é frequentemente utilizada para fins terapêuticos no domínio da medicina devido às suas propriedades, como a elevada densidade de área, a capacidade de absorção, as propriedades geológicas, a inércia química e a baixa ou nula toxicidade para a saúde humana (Utas Akhan, 2012; Akhan, 2017).

O barro é muito útil para nos adaptarmos às nossas emoções em mudança, porque a forma do barro pode ser facilmente alterada, transformada e modificada (Sharma, 2017). O barro tem outros benefícios, como o tato, a modelagem, o desenvolvimento de um sentido de criatividade e a comunicação não verbal (Utas Akhan, 2012; Akhan, 2017). Ao mesmo tempo que promove a sensibilidade estética, a paciência, o sentido de cooperação e solidariedade, a disciplina e a participação no trabalho, tem um efeito neurológico reabilitativo na autoconfiança do indivíduo, eliminando os impulsos de luta e raiva e o sentimento de ira e vingança (Utas Akhan, 2012; Akhan, 2017). A arte-terapia com barro teve um efeito positivo nos níveis de desesperança dos pacientes. A arte-terapia com barro pode ser aplicada como parte da reabilitação de pacientes neurológicos, tanto no hospital como em casa após a alta (Akhan, 2017).

5. Escrita (Poesia, contos de fadas e literatura) terapia

Uma vez que a escrita pode ser considerada uma atividade psicoterapêutica, é razoável compará-la com outras terapias que visam o mesmo objetivo. A escrita parece ser uma intervenção relativamente segura, com poucos estudos a mostrarem que é prejudicial para a saúde ou que agrava os sintomas, embora isto precise de ser confirmado em estudos maiores. A escrita está muitas vezes associada a um aumento súbito da angústia e do afeto negativo a curto prazo, mas tal não é prejudicial para os participantes a longo prazo (Mugerwa & Holden, 2012).

CAPÍTULO 3: UTILIZAÇÃO DA ARTE-TERAPIA NA SAÚDE E NA ENFERMAGEM

1. Utilização da arte na saúde e na medicina

As artes desempenham um papel importante na promoção do bem-estar, na prevenção de uma série de problemas de saúde física e mental e no tratamento ou gestão de problemas que ocorrem ao longo da vida. Para as pessoas com doenças agudas, o acesso às artes no hospital e/ou na comunidade pode ajudar a melhorar a experiência e os resultados dos cuidados de emergência e de reabilitação. Para as pessoas com doenças crónicas, o acesso às artes pode apoiar a saúde mental, a função física e o bem-estar social e emocional. As artes são mesmo utilizadas para enfrentar desafios complexos que não têm atualmente soluções no domínio dos cuidados de saúde. Para quem vive em casa ou numa instituição, as artes podem enriquecer a vida de uma pessoa. Por exemplo, é pouco provável que a fruição da arte através de uma visita a uma galeria de arte tenha efeitos duradouros, ao passo que os indivíduos com demência apreciam a arte (MacPherson et al., 2009). As actividades artísticas incluem o envolvimento estético, o envolvimento da imaginação, a ativação sensorial, a excitação emocional e a estimulação cognitiva. Dependendo da natureza de uma atividade artística, também proporciona interação social, atividade física, envolvimento em temas de saúde e envolvimento em contextos de cuidados de saúde (Fancourt, 2017).

Nos últimos anos, tem-se observado que o interesse pela medicina tradicional e complementar no domínio da saúde tem aumentado em todo o mundo. Neste contexto, o tratamento com terapia artística tem atraído a atenção como um método de tratamento preferido pelas pessoas entre os métodos de tratamento médico alternativo (Çakmak et al., 2020). O conceito de arte-saúde é definido como intervenções não médicas para "abordar os determinantes mais amplos da saúde e ajudar os pacientes a melhorar seus comportamentos de saúde e gerenciar melhor suas condições" (Drinkwater et al., 2019). Por outro lado, devido à intensa natureza emocional e existencial de uma doença que limita a vida, os doentes recorrem cada vez mais a métodos terapêuticos alternativos e complementares para lidar e relaxar. A arte-terapia é uma intervenção clínica que utiliza as qualidades expressivas da arte para melhorar o bem-estar físico, mental e emocional (Wood et al., 2011).

O principal objetivo da arte nos cuidados de saúde é reduzir o sofrimento humano e promover a saúde no seu sentido mais lato através da utilização de actividades criativas. Está provado que a arte e o fazer artístico promovem a competência e a auto-eficácia; reduzem o tédio, a ansiedade e a depressão; melhoram a função do sistema imunitário; e promovem a coerência entre o indivíduo e o mundo. Todas as práticas de cuidados de saúde se baseiam em observações ou indicações clínicas que são tanto arte como ciência e que foram estabelecidas e sistematizadas durante séculos (Sonke et al., 2009). A arte-terapia oferece um paradigma flexível, ecologicamente válido e holístico para a reabilitação e engloba um vasto leque de competências biopsicossociais para promover uma abordagem eficaz quando se enfrenta uma doença devastadora e incurável (Gray, 2022). Foi demonstrado que cada componente das actividades artísticas melhora a aceitação das próprias experiências, pontos fortes e autoestima; facilita uma melhor comunicação das próprias experiências e pontos fortes com os profissionais; e melhora as percepções de bem-estar ou saúde a nível psicológico, fisiológico e social e a qualidade de vida. Por exemplo, as componentes estéticas e emocionais das actividades artísticas podem proporcionar oportunidades de expressão emocional, regulação das emoções e redução do stress (Juslin, 2013).

Atualmente, o método da arteterapia inclui a promoção da saúde, a prevenção, o autocuidado, as mudanças de estilo de vida e a utilização de terapias complementares, quando possível, juntamente com a aplicação de tratamentos convencionais, quando necessário, no domínio dos serviços de saúde. Esta abordagem tornará o sistema de saúde mais simples, mais eficaz, mais económico e mais sustentável (Bostancioglu & Kahraman, 2017). A arte-terapia é utilizada em cuidados de saúde preventivos e de reabilitação a nível comunitário, bem como em cuidados de enfermagem especializados e tratamento em hospitais e outras instituições de cuidados (Vaartio-Rajalin et al., 2021). As actividades artísticas têm sido oferecidas tanto a indivíduos saudáveis, como parte de projectos comunitários, como a residentes crónicos ou doentes terminais, e as actividades para esses participantes têm tido lugar fora do ambiente doméstico (Vaartio-Rajalin et al., 2021; MacPherson, et al., 2009). Ao incluir o doente num programa de tratamento, o arteterapeuta espera obter mais informações do doente através das obras criadas por métodos artísticos e ajuda o doente a recuperar neste processo (Çakmak et al., 2020).

2. Arte Saúde e Enfermagem

As actividades artísticas devem tornar-se uma parte fundamental dos cuidados de saúde e de enfermagem, porque demonstraram ser benéficas em quase todos os domínios, como a prevenção de doenças, a reabilitação, os cuidados, o tratamento e os cuidados paliativos (Vaartio-Rajalin et al., 2021). A enfermagem é uma disciplina que é considerada simultaneamente uma arte e uma ciência (Ozden, 2022). A perceção da enfermagem como uma arte remonta a Florence Nightingale, a fundadora da enfermagem moderna. Nightingale enfatizou que "A enfermagem é uma arte; se é para ser feita uma arte, requer tanta dedicação e preparação quanto o trabalho de um pintor ou escultor (Singer & Kruse, 2019). Por outro lado, a arte de enfermagem como conceito pode ser definida como "o uso criativo intencional de si mesmo com base na habilidade e experiência para transmitir emoção e significado a outro". Este é um processo subjetivo que requer interpretação, sensibilidade, imaginação e participação ativa" (Vaartio-Rajalin et al., 2021).

O principal objetivo da enfermagem é prestar serviços profissionais e estéticos com uma base científica, consciência dos valores e uma perspetiva holística, respeitando a dignidade e a individualidade da vida humana. Os enfermeiros modernos de hoje têm a capacidade de apresentar os seus serviços como uma arte (Muslu & Ozsoy, 2017). A arte pode permitir que os enfermeiros se concentrem novamente no processo de enfermagem, em vez de se concentrarem nos resultados. A arte em geral e a narrativa em particular centram-se na representação da realidade pessoal e de experiências específicas; o objetivo da narrativa é a descoberta. Esta descoberta pode ajudar os enfermeiros a compreender melhor a realidade vivida pelos seus doentes e permitir-lhes partilhar o conhecimento coletivo adquirido pelos enfermeiros. A arte é uma ferramenta que ajuda os enfermeiros a melhor compreender e tolerar a incerteza; esta incerteza está no centro da prática de enfermagem (Singer & Kruse, 2019).

Os cuidados de enfermagem baseiam-se na compreensão e nas relações entre o enfermeiro e o doente. No entanto, uma abordagem orientada para a tarefa faz com que os enfermeiros tenham dificuldades em prestar cuidados de qualidade. Os serviços de cuidados de qualidade são conseguidos através da combinação da ciência e da arte na enfermagem. Proporciona oportunidades aos enfermeiros e às pessoas a quem prestam cuidados de participarem em trabalhos criativos e de expressarem os seus sentimentos de forma segura (Ozden, 2022). Além disso, nos cuidados centrados na pessoa, a narração de histórias ou narrativas (por exemplo, expressas através de actividades artísticas, artesanais ou de terapia artística) e a arte da enfermagem estão interligadas. Os enfermeiros não têm de ser terapeutas artísticos e os doentes não têm de ser artistas para apoiar este tipo de cuidados. No entanto, os enfermeiros devem saber como a arte e a terapia artística expressiva podem ser utilizadas e quais são os resultados esperados (Vaartio-Rajalin et al., 2021).

A arte-terapia tem o efeito de melhorar os sintomas associados a doenças graves e de melhorar a qualidade de vida. A arte-terapia é amplamente utilizada nos domínios da saúde como apoio durante ou após uma crise de saúde, como insuficiência cardíaca crónica, diabetes,

VIH/SIDA, cancro, terapias de reprodução assistida, doenças renais, dor crónica, cirurgia de coração aberto ou de substituição da anca, tratamentos pós-traumáticos, ansiedade, doenças mentais, psiquiatria (Çakmak et al., 2020; Iguina &and Kashan, 2023; Vaartio-Rajalin et al., 2021; Kahraman, 2024). Por outro lado, é visto como sendo utilizado durante a gestão de uma crise emocional, como a migração, a prisão, a situação de sem-abrigo ou os cuidados paliativos (Vaartio-Rajalin et al., 2021). Reduz o stress e melhora a comunicação e as relações enfermeiro-doente com as actividades artísticas. Os seus efeitos positivos nos doentes também resultam num aumento da satisfação com os cuidados (Sonke et al., 2015). Foi demonstrado que quando os profissionais de saúde e os doentes se juntam como pessoas, fazendo artes e/ou trabalhos manuais em conjunto, isso tem um efeito positivo em ambas as partes e pode ajudar a reduzir as hierarquias de poder (Horghagen et al., 2007).

A arte-terapia e a terapia da pintura aplicadas no domínio da enfermagem de reabilitação destinam-se a doentes com doenças físicas ou doenças crónicas, ajudando os doentes a recuperar as suas funções físicas, a melhorar a sua qualidade de vida e a sua saúde mental. A arte-terapia pode ajudar os doentes a ajustar a sua mentalidade e a aliviar as suas emoções; aliviar a dor e a ansiedade; e melhorar as suas competências sociais e de auto-expressão (Wang & Abdullah, 2024).

CAPÍTULO 4: A ARTE-TERAPIA NA GESTÃO DA DOENÇA

1. Utilização da Arte-Terapia na Doença Renal

O número de indivíduos que vivem com doença renal crónica (DRC) está a aumentar e esta situação constitui um importante problema de saúde pública a nível mundial (Sofulu, 2022). A insuficiência renal crónica (IRC) é uma doença caracterizada por alterações irreversíveis, lentas e progressivas na estrutura ou na função do rim (Stevens, 2024; Dia Mundial do Rim, 2024). A taxa de DRC é bastante elevada na Turquia e no mundo e afirma-se que esta taxa está a aumentar (World Kidney Day, 2024). Estima-se que a DRC seja a 5.ª principal causa de morte a nível mundial até 2040 (Foreman et al., 2018).

A doença renal crónica é uma deterioração progressiva da função renal que resulta na incapacidade do organismo para manter o metabolismo e o equilíbrio de fluidos e electrólitos, resultando em retenção de urina e resíduos de azoto no sangue (Thomas et al., 2024). A doença renal em fase terminal é a fase final da doença renal crónica, definida por uma taxa de filtração glomerular estimada em <15 ml/min/1,73 m2. No tratamento da insuficiência renal crónica, são aplicados três tipos de métodos de tratamento para regular as funções renais. Estes métodos de tratamento são a diálise peritoneal, a hemodiálise e o transplante renal (Firincik, 2019). A hemodiálise (HD) continua a ser a forma mais comum de tratamento da insuficiência renal em quase todos os países, seguida da diálise peritoneal e do transplante renal (Kavala & Tokatlioglu, 2023).

A hemodiálise (HD) é um método de tratamento aplicado para trocar o sangue do paciente com dialisato através de uma membrana semipermeável por meio de uma máquina através de acesso vascular e para proporcionar a troca de substâncias tóxicas e devolver o sangue limpo ao paciente (Kiliç, 2019). Muitos doentes com doença renal em fase terminal necessitam de hemodiálise, um tratamento que requer visitas hospitalares de quatro horas três vezes por semana (Carswell et al., 2021). Embora a doença renal em fase terminal seja mantida sob controlo com o tratamento de hemodiálise, o processo de tratamento e a continuação da vida dependente da máquina de hemodiálise podem causar vários problemas (Rehman et al., 2019). Os doentes com doença renal em fase terminal que aderem ao estilo de vida muito exigente da hemodiálise a longo prazo apresentam uma má qualidade de vida e taxas elevadas de ansiedade e depressão, o que subsequentemente aumenta o incumprimento, o aumento da carga de sintomas e o aumento do risco de morte (Turgut et al., 2023). Além disso, os doentes que recebem tratamento de hemodiálise apresentam frequentemente sintomas como hipertensão, náuseas, vómitos, cãibras musculares, comichão, fadiga, fraqueza, problemas de sono, infeção e ansiedade-depressão (Tuna et al., 2018; Rehman et al., 2019). Além desses sintomas difíceis, os pacientes também enfrentam um regime de tratamento desafiador. O tratamento de hemodiálise afecta profundamente a saúde mental e causa elevada ansiedade e depressão (Carswell et al., 2021; Bujang et al., 2015).

Há muitos factores que afectam a qualidade de vida dos doentes renais, e esta qualidade tem de ser aumentada para uma qualidade de vida mais longa e melhor. Para aumentar a qualidade de vida dos indivíduos, proporcionar uma alimentação adequada e equilibrada, melhorar a tolerância ao exercício físico e adquirir comportamentos de saúde, como a gestão do stress, requerem práticas que levem o estado de saúde do indivíduo ao melhor nível (Sofulu, 2022). Neste contexto, os doentes começaram a procurar outros métodos de tratamento para além da gestão dos sintomas. O tratamento com terapia artística, um dos métodos de tratamento médico alternativo, é preferido na gestão dos sintomas (Çakmak et al., 2020).

A aplicação das artes nos cuidados de saúde ganhou recentemente atenção devido ao seu potencial para melhorar os resultados dos doentes e reduzir os custos para o Serviço Nacional de Saúde (NHS) (All-Party Parliamentary Group on Arts, Health and Wellbeing, 2017). Os doentes em hemodiálise podem melhorar a sua qualidade de vida através de intervenções não farmacológicas na gestão das dificuldades que enfrentam, e o impacto negativo deste tratamento pode ser contrariado através de intervenções baseadas nas artes (Maulana et al., 2024). As intervenções baseadas nas artes podem ser utilizadas para melhorar a qualidade de vida e as experiências de cuidados de saúde dos doentes em hemodiálise (Carswell et al., 2021). A promoção da autonomia, da expressão emocional, do controlo e da criatividade pela arte-terapia é altamente benéfica para os doentes com doença renal em fase terminal (DRT) que recebem hemodiálise em ambiente hospitalar (Johnson, 2008).

Num estudo, verificou-se que a terapia artística aumentou o bem-estar espiritual, relaxando espiritual e espiritualmente os doentes em hemodiálise e diminuindo os sintomas da diálise. Observou-se que a raiva e a irritabilidade dos pacientes diminuíram após a terapia artística. Verificou-se que a arte-terapia aumentou a qualidade de vida dos pacientes em hemodiálise, reduzindo a dor no peito, a dor de cabeça, a dor nas articulações e a dor muscular. Foi salientado que os problemas de sono diminuíram nos doentes que tinham dificuldade em adormecer e em permanecer a dormir após a aplicação da arte-terapia aos doentes em hemodiálise. Verificou-se que a aplicação da terapia artística diminuiu os problemas sexuais, permitindo que a pessoa relaxasse (Kahraman, 2024).

A musicoterapia melhora o bem-estar dos doentes submetidos a HD, especialmente ao reduzir a ansiedade, a dor e o stress (Maulana et al., 2024). Verificou-se que as pontuações médias de fadiga, ansiedade, dor e comichão diminuíram significativamente após a musicoterapia (Aydın, 2018). A musicoterapia demonstrou um efeito positivo na melhoria da saúde psicológica dos doentes com DH, especialmente na redução dos níveis de stress (Ba et al., 2024; Lin, et al.,2024). Num estudo, verificou-se que a musicoterapia ao vivo reduziu o nível de comichão (Aydın, 2018).

Psikolojik destek ve sita saglayabilen bir sanat terapisi teknigi olan mandana hemodiyaliz tedavisi goren hastalarda yorgunluk, psikolojik refahi iyile⅞tirdigin ve stresi azaldigi bulunmu⅞tur (Ozer vd., 2024). Sanat terapisinin stres yonetimi üzerinde olumlu bir etkisi oldugu bulunmu⅞tur (Asplin, vd., 2017).

A dança/terapia de movimento é uma abordagem promissora para a gestão de condições médicas complexas, como a dor crónica (Shim, et al., 2019). O Pilates atraiu recentemente a atenção dos profissionais do exercício e da saúde, que se aperceberam de que pode melhorar a saúde geral dos doentes em hemodiálise. Os efeitos positivos do exercício de Pilates nas dimensões do estado geral de saúde, como sintomas físicos, ansiedade, função social e depressão, foram enfatizados (Rahimimoghadam et al., 2017).

Em estudos, verificou-se que as intervenções baseadas na arte em doentes em hemodiálise reduzem a dor e outros sintomas desagradáveis (Shabandokht-Zarmi et al., 2017), melhoram os parâmetros fisiológicos, como a saturação de oxigénio e a frequência respiratória (Burrai et al., 2014), e reduzem a ansiedade (Lin et al., 2012).

Em conclusão, a arte-terapia é um método eficaz para melhorar a qualidade de vida dos indivíduos com doença renal crónica. Os benefícios que oferece na gestão dos sintomas físicos e emocionais indicam que esta terapia é uma ferramenta importante a ter em conta nos serviços de saúde. A arte-terapia contribui para a gestão de problemas mentais como o stress, a ansiedade e a depressão, aumentando o bem-estar emocional dos doentes em tratamento de hemodiálise. A investigação mostra que as aplicações da terapia artística reduzem os níveis de raiva e irritabilidade dos indivíduos e reduzem a dor e outros sintomas perturbadores. Além disso, esta terapia tem o potencial de reduzir a fadiga, melhorando a qualidade do sono dos doentes. As intervenções baseadas na arte, como a musicoterapia, revelam efeitos positivos, especialmente na redução da ansiedade, da dor e do stress. Estudos realizados em doentes em hemodiálise demonstraram que a musicoterapia é eficaz no alívio de sintomas como a fadiga, a ansiedade e a comichão. Além disso, as terapias de dança e movimento também oferecem resultados promissores na gestão da dor crónica.

2. Utilização da Arte-Terapia nas Doenças Cardiovasculares

As doenças cardiovasculares (DCV) continuam a ser a principal causa de morte e incapacidade a nível mundial (Gao et al., 2024). As doenças cardiovasculares (DCV) são a principal causa de morte a nível mundial, ceifando cerca de 17,9 milhões de vidas todos os anos. As DCV são um grupo de doenças do coração e dos vasos sanguíneos e incluem a doença coronária, a doença cerebrovascular, a doença cardíaca reumática e outras doenças (OMS, 2024).

A dançaterapia afeta positivamente a integração cognitiva, emocional e social, aumentando a atividade física na reabilitação cardiovascular (Strassel et al., 2011). Além disso, o exercício físico regular é considerado uma parte importante do tratamento não-farmacológico da hipertensão (Conceição et al., 2016). Mostra que a dançaterapia tem um efeito positivo na pressão arterial e na capacidade de exercício de indivíduos com hipertensão. A dançaterapia é considerada como um exercício aeróbico não convencional na reabilitação cardiovascular. Verificou-se que a intervenção regular da dançaterapia em indivíduos com hipertensão tem um efeito positivo na pressão arterial e reduz os valores sistólicos e diastólicos (Peng et al., 2020). A dançaterapia tem efeitos positivos na capacidade de exercício e na qualidade de vida relacionada com a saúde em pacientes com insuficiência cardíaca crónica. Num estudo realizado com 62 pacientes de dançaterapia, 60 pacientes de exercício e 61 pacientes de controlo, verificou-se que o exercício com dançaterapia e/ou dançaterapia com controlo aumentou a capacidade de exercício e melhorou a qualidade de vida (Gomes Neto et al., 2014). Num estudo randomizado controlado, indivíduos com hipertensão (25 intervenção- 25 controlo) receberam terapia de movimento de dança duas vezes por semana durante 4 semanas. Foram avaliados a pressão arterial sistólica em repouso, a pressão arterial diastólica em repouso, a frequência cardíaca em repouso, a frequência cardíaca máxima e o consumo de oxigénio dos pacientes. Verificou-se que a terapia de dança é eficaz na melhoria dos parâmetros cardiovasculares e na estimativa do consumo máximo de oxigénio em pacientes hipertensos (Aweto, et al., 2012). Num estudo aleatório controlado, foram investigados os efeitos da dança aeróbica combinada com fármacos anti-hipertensivos na pressão arterial e o número de fármacos anti-hipertensivos em indivíduos com hipertensão. Este estudo foi realizado com grupos de terapia medicamentosa (Normoretic: Hidroclorotiazida + cloridrato de amilorida e Amlodipina) (controlo: n=33) e terapia medicamentosa mais dança aeróbica (exercício: n=30). A intervenção da terapia da dança foi continuada durante 12 semanas. Como resultado, verificou-se que a dança aeróbica teve uma tendência para melhorar a pressão arterial em indivíduos que utilizavam dois fármacos anti-hipertensores sem controlo da pressão arterial (Maruf et al., 2013).

A musicoterapia tem sido utilizada para melhorar as respostas fisiológicas, como a redução da frequência cardíaca e respiratória do paciente e a redução dos níveis de ansiedade, dor e desconforto em vários cenários clínicos. Um estudo em pacientes com DCV investigou como a música afectava os parâmetros fisiológicos (frequência cardíaca, frequência respiratória e saturação de oxigénio) em pacientes após intervenções coronárias percutâneas. No estudo realizado com 20 grupos experimentais e 23 grupos de controlo, as variáveis fisiológicas e psicológicas obtidas aos 15, 30 e 45 minutos de musicoterapia de 45 minutos foram comparadas com o estado basal. Verificou-se que a musicoterapia foi eficaz na redução da dor, da frequência cardíaca, da pressão arterial sistólica e da frequência respiratória (Chan et al., 2006). A música tem sido associada à saúde cardiovascular e é utilizada como tratamento adjuvante em doentes com doenças cardiovasculares. Foi realizado um ensaio aleatório controlado em que vinte indivíduos saudáveis (22,5±2,5 anos de idade) foram expostos a uma coleção de 30 minutos de canções musicais (clássica, rock ou sem música para o procedimento simulado) em três momentos diferentes. Neste estudo, tanto a música clássica como o rock reduziram a rigidez da aorta e as reflexões das ondas. O efeito na rigidez aórtica manteve-se enquanto a música foi ouvida, enquanto a música clássica teve um efeito contínuo nas reflexões das ondas (Vlachopoulos et al., 2015). Num estudo experimental controlado e aleatório planeado para comparar os efeitos dos exercícios respiratórios aplicados antes do procedimento e da musicoterapia aplicada durante o procedimento na ansiedade, dor e sinais vitais em pacientes submetidos a angiografia coronária, a música foi ouvida durante 20-40 minutos. Verificou-se que a pressão arterial, a pulsação e os níveis de dor dos pacientes que receberam musicoterapia diminuíram e a sua ansiedade diminuiu (Gauthier, 2023). Num estudo, verificou-se que a intensidade da dor sentida pelos doentes de cirurgia cardíaca devido à remoção do tubo torácico e aos procedimentos de aspiração, que são procedimentos dolorosos no seguimento pós-operatório, foi significativamente reduzida com a aplicação de musicoterapia antes dos procedimentos. Por outro lado, foi determinado que a musicoterapia é eficaz imediatamente após o procedimento, até 30 minutos e 1 hora, e que o aumento das sessões está associado a uma diminuição da dor (Akta§, 2022).

Consequentemente, a arte-terapia está a emergir como uma importante ferramenta de apoio na gestão das doenças cardiovasculares (DCV). A DCV é uma das principais causas de morte em todo o mundo, e os efeitos físicos, emocionais e sociais desta doença podem afetar seriamente a qualidade de vida dos indivíduos. Por outro lado, a terapia artística é um método importante para apoiar a saúde física e psicológica dos indivíduos, oferecendo uma abordagem holística na gestão das doenças cardiovasculares. Estas terapias têm o potencial de aumentar a qualidade de vida dos pacientes e reduzir os efeitos negativos da doença.

3. Diabetes Mellitus e a utilização da Arte-Terapia

De acordo com os dados da Federação Internacional da Diabetes (IDF), 537 milhões de pessoas no mundo têm diabetes. Estima-se que este número aumente para 643 milhões em

2030 e para 783 milhões em 2045. Mais de 90% dos indivíduos com diabetes em todo o mundo têm diabetes de tipo 2. Estima-se que o número de pessoas com diabetes na Turquia será de 13,4 milhões entre 2021 e 2045 (IDF, 2021).

A diabetes é uma das doenças mais comuns caracterizada por hiperglicemia crónica e perturbações no metabolismo dos hidratos de carbono, lípidos e proteínas devido à destruição ou disfunção das células β pancreáticas, à resistência à insulina nos tecidos periféricos ou à secreção insuficiente de insulina (Eseadi & Amedu, 2023; Annicchiarico et al., 2024). Na literatura, foram definidos vários tipos de diabetes, incluindo Tipo 1, Tipo 2 (DM2), pré-diabetes, gestacional, monogénica, fibrose cística e diabetes induzida quimicamente (Cleveland Clinic, 2024). O tipo 1 e o tipo 2 (DM2) são os mais comuns. A diabetes insulino-dependente (IDDM), também conhecida como diabetes tipo 1, é o diagnóstico de diabetes mais comum em crianças e requer sempre tratamento com insulina (Bacus et al., 2022). A diabetes não insulino-dependente (NIDDM), conhecida como "diabetes tipo 2", pode ser definida como resistência à insulina que não requer tratamento com insulina (Pillai e Dave, 2018). A diabetes não afecta apenas a saúde física de um indivíduo, mas também a sua saúde mental (Chew et al., 2014). A diabetes gestacional é uma condição em que as mulheres que não tinham diabetes antes da gravidez apresentam níveis anormais de açúcar no sangue durante a gravidez. Numa gravidez típica, há um aumento do número de células β pancreáticas devido à estimulação do lactogénio placentário humano e da prolactina (Francis et al., 2023). Isto conduz a níveis elevados de insulina; para regular os níveis de açúcar no sangue, os doentes diabéticos necessitam da administração de insulina exógena, juntamente com terapia nutricional médica e atividade física. Têm sido investigadas novas estratégias alternativas para o controlo da diabetes com o objetivo de melhorar a disponibilidade de insulina nos doentes diabéticos, bem como de melhorar as comorbilidades da diabetes. A utilização da terapia artística no controlo da diabetes tem implicações (Annicchiarico et al.,

2024).

Verificou-se que a terapia artística pode baixar os níveis de açúcar no sangue. O mesmo estudo demonstrou que pode afetar significativamente os doentes diabéticos, reduzindo os níveis de açúcar no sangue e aliviando os sintomas de depressão, mas não tem um efeito significativo na hemoglobina glicada e nos níveis de ansiedade (Yang et al., 2021). Uma vez que a arte-terapia tem sido relatada como uma ferramenta de apoio para crianças e adolescentes com diabetes para restaurar a autoconfiança e a auto-eficácia, juntamente com a auto-energia, parece que a arte-terapia pode ser eficaz na sua auto-eficácia (Khodabakhshi et al., 2016). Verificou-se que a arte-terapia e outros tipos de arte-terapia (música, clip art e barro) têm efeitos positivos nos sintomas de depressão e ansiedade em pacientes com diabetes tipo 1 (Basli et al., 2020). Um estudo concluiu que a arte-terapia reduziu a ansiedade e a depressão em crianças com diabetes tipo 1 (Zamanifard et al., 2022).

A terapia da dança/movimento demonstrou ter numerosos efeitos psicológicos que são benéficos para os doentes com doenças crónicas como a diabetes. Um estudo investigou o efeito da terapia da dança na capacitação e na eficácia da gestão da diabetes para os doentes. Especialmente em indivíduos com diabetes, considerando que os processos de tratamento se centram maioritariamente na dieta e no exercício, o papel da intervenção de dança proposta como forma de exercício foi realçado. Para além de aumentar a autoestima, a terapia da dança também contribui para o bem-estar geral, reforçando a confiança no corpo. A dança para os doentes parece reduzir os encargos emocionais e a angústia relacionados com a gestão da diabetes (Mathew, 2019). Um estudo concluiu que um programa de dança supervisionado como parte da atividade física de lazer foi benéfico para melhorar o controlo metabólico e a aptidão física na diabetes tipo 2. A dança foi considerada uma forma de exercício social e agradável que pode parar ou atrasar a progressão da doença através do aumento da atividade física na diabetes tipo 2 e é eficaz na melhoria da qualidade de vida (Mangeri et al., 2014).

Num estudo que examinou os efeitos do sapateado na pressão plantar dinâmica, na estabilidade postural estática, na amplitude de movimento do tornozelo e na força funcional das extremidades inferiores em pacientes com risco de pé diabético, o grupo de intervenção (n=20) recebeu 16 semanas de treino de sapateado (60 minZsessão×3 sessões/semana). Como resultado, verificou-se que um programa de treino de sapateado de 16 semanas melhorou significativamente a ADM do tornozelo, a força funcional das extremidades inferiores e a estabilidade postural estática (Zhao et al., 2021).

A musicoterapia é uma intervenção não assistida por medicamentos que tem um impacto significativo na gestão, conforto e recuperação de doentes com diabetes. A intervenção musical tem sido entendida como um exercício musical empenhado em que a audição de música e o canto são fundamentais. A intervenção musical é a aplicação clínica e baseada em provas da música numa intervenção terapêutica por um profissional certificado que tenha concluído um programa de musicoterapia reconhecido (AMTA, 2024). Um estudo concluiu que a intervenção musical é eficaz na gestão das condições dos diabéticos, melhorando a participação dos doentes no exercício, o equilíbrio autonómico e a circulação sanguínea nos membros inferiores (Eseadi & Amedu, 2023). O número de pessoas diagnosticadas com diabetes está a aumentar de dia para dia, e estes casos são comuns entre a população idosa. Considerando que a intervenção musical é barata e fácil de integrar no ambiente médico e na vida quotidiana destes pacientes idosos para melhorar as suas vidas, é muito importante reconhecer o impacto significativo da intervenção musical na gestão do seu humor, saúde mental, controlo glicémico e emoções (Witusik et al., 2022). A musicoterapia é uma ferramenta terapêutica eficaz para aliviar e atenuar os sintomas. É utilizada como terapia complementar em pessoas com diabetes (DM) (Garcia, 2024). Uma vez que a musicoterapia tem um efeito no incentivo ao exercício, na elevação do humor, na redução da ansiedade e na redução da depressão, foi afirmado que as sessões de musicoterapia com pessoas com DM têm um efeito positivo na gestão do stress e dos níveis de açúcar no sangue (Witusik et al., 2022). Foi realizado um estudo utilizando a intervenção da musicoterapia para reduzir o stress de pacientes com DM tipo 2 e para educar os pacientes sobre os sintomas da doença e o tratamento do DM. Neste estudo, foi enfatizado que o grupo que recebeu a intervenção de musicoterapia afectaria positivamente a saúde dos pacientes com DM tipo 2, reduzindo o stress percebido, diminuindo os níveis de açúcar no sangue e abordando problemas psicológicos (Friedman, 2022). Um estudo recente investigou os efeitos da musicoterapia na redução do açúcar no sangue em pacientes com DM tipo 2 (Ramadhani et al., 2023). Neste estudo, os níveis de glicose foram examinados antes e depois da musicoterapia utilizando música clássica em sessões de musicoterapia para aumentar o relaxamento em pacientes com DM tipo 2. Este estudo concluiu que a musicoterapia teve um efeito significativo na redução dos níveis de glucose no sangue em pessoas com DM tipo 2 (Ramadhani et al., 2023). Eseadi e Amedu (2023) efectuaram uma revisão exaustiva da literatura sobre o efeito da intervenção musical na gestão dos sintomas em doentes com DM. Esta revisão concluiu que a música baixou os níveis de glicose no sangue, reduziu significativamente a frequência cardíaca, reduziu o stress em doentes com DM, melhorou a circulação sanguínea nos membros inferiores e melhorou a experiência de exercício em doentes idosos com DM (Eseadi & Amedu, 2023). Um estudo em pacientes com diabetes descobriu que os pacientes que receberam terapia musical reduziram os níveis de HbA1c e glicose intersticial (Bacus et al., 2021). Um ensaio aleatório controlado, constituído por 57 pessoas, investigou o efeito da musicoterapia na ansiedade e na dor causadas pela injeção de insulina em indivíduos diabéticos que iniciaram o tratamento com insulina pela primeira vez. Verificou-se que a musicoterapia teve um contributo positivo na redução da ansiedade e da dor causadas pela injeção de insulina (Sati & Çicek, 2024). Verificou-se que a musicoterapia desempenha um papel eficaz no tratamento de feridas diabéticas. Ajudou a aliviar a ansiedade e o stress associados ao desbridamento da ferida e aos pensos. Foi observada uma ligeira diminuição da pressão arterial e da pulsação quando o desbridamento e o curativo foram realizados com musicoterapia (Shijina et al., 2019).

Como resultado, a terapia artística destaca-se como uma ferramenta eficaz na gestão de doentes diabéticos. A diabetes é uma doença que tem efeitos significativos na saúde física e psicológica e pode afetar negativamente a qualidade de vida dos indivíduos. A arte-terapia ajuda estes indivíduos a expressar os seus estados emocionais e a lidar com a doença. Além disso, a arte-terapia é considerada um método de tratamento complementar eficaz para apoiar a saúde mental e física dos indivíduos que vivem com diabetes. Esta terapia pode proporcionar benefícios significativos na gestão da diabetes, aliviando a carga emocional dos indivíduos.

4. A utilização da arte-terapia no VIH/SIDA

O VIH/SIDA continua a ser uma ameaça importante para a saúde pública mundial. O vírus da imunodeficiência humana (VIH) é uma infeção que tem como alvo o sistema imunitário (Patidar & Bhutoria, 2024). O VIH pode persistir durante anos sem apresentar quaisquer sintomas. Se não for tratado, o VIH evolui para SIDA, caracterizada por uma deficiência imunitária grave e pelo aparecimento de tumores malignos ou de infecções oportunistas (Rubin, 2022). O primeiro caso bem documentado de VIH em seres humanos ocorreu em 1959 no Congo (Patidar & Bhutoria, 2024). Apesar dos enormes avanços no nosso conhecimento do vírus e do estabelecimento de planos de tratamento eficazes, o VIH/SIDA continua a ser uma ameaça grave (Alum et al., 2024). O VIH é transmitido de mãe para filho através do sangue e dos produtos sanguíneos, durante o parto ou a amamentação, através da partilha de agulhas contaminadas e através do contacto sexual desprotegido (Ministry of Health of the Republic of Turkey, 2024).

O tratamento do VIH/SIDA deve ser abordado de forma holística, incorporando métodos de cuidados tradicionais e não tradicionais (Alum et al., 2024). Para os indivíduos que vivem com VIH/SIDA, a gestão dos sintomas é uma componente extremamente importante da gestão dos cuidados (Rao et al., 2009). Os indivíduos procuram frequentemente alternativas aos tratamentos farmacológicos para aliviar os sintomas associados ao VIH/SIDA e ao seu tratamento. Uma dessas alternativas aos tratamentos não farmacológicos é a arte-terapia, uma terapia complementar que tem sido usada com sucesso com pacientes médicos para ajudar a gerir os sintomas. A arte-terapia é uma intervenção clínica que acredita que o processo de fazer arte é curativo (Nainis et al., 2006). A arte-terapia, por outro lado, está a ganhar força entre as comunidades leigas e profissionais (Rao et al., 2009).

Quando pode ser difícil verbalizar as emoções vividas ao lidar com uma doença altamente estigmatizada como o VIH, a terapia pela arte pode oferecer uma via de expressão não-verbal. Além disso, o processo de criação de arte pode proporcionar alívio e apoio, e a arte pode ser usada para captar e confrontar questões relacionadas com a doença (Bussard & Kleinman, 1991). Um dos primeiros projectos de terapia artística para indivíduos que vivem com VIH/SIDA, o Cobertor Memorial da SIDA, expressou concretamente a luta emocional que acompanha o VIH/SIDA (Powelson, 2003). Além disso, Edwards (1994) descobriu que os indivíduos que vivem com VIH/SIDA criavam obras de arte que reflectiam os seus estados emocionais, dependendo da fase da sua doença (Edwards, 1994).

Num estudo, a arte-terapia foi utilizada por 79 doentes com VIH, utilizando vários materiais artísticos (por exemplo, tintas, cola brilhante, lápis de cor e de grafite, marcadores, missangas) e verificou-se que aumentava a capacidade de lidar com os sintomas associados ao VIH e à SIDA (Rao et al., 2009). Foram recebidos serviços de terapia artística por 255 pessoas que vivem com VIH/SIDA durante um período de 5 anos, o que indica que pode ajudar a reduzir a gravidade da depressão e a melhorar a qualidade de vida relacionada com a saúde mental (Feldman et al., 2014).

Consequentemente, os indivíduos diagnosticados com VIH/SIDA podem ter dificuldades emocionais devido à estigmatização e à discriminação. A arte-terapia ajuda os indivíduos a expressarem-se, encorajando a expressão destes sentimentos num ambiente seguro. Ao utilizar diferentes formas de arte, como a pintura, a música e o teatro, os participantes podem contar as suas próprias histórias, libertar cargas emocionais e interagir com grupos de apoio. A terapia artística também desempenha um papel importante no processo de tratamento, apoiando o bem-estar mental dos indivíduos que vivem com VIH/SIDA. Esta terapia ajuda os indivíduos a reforçar a sua expressão emocional e dá-lhes a capacidade de lidar com a doença.

5. A utilização da arte-terapia em doentes com cancro

O cancro é a segunda principal causa de morte em todo o mundo, sendo responsável por 1 em cada 6 mortes a nível mundial em 2018 (Given & Given, 2019). Com o avanço do rastreio precoce do cancro e da tecnologia médica, as taxas de sobrevivência ao cancro estão a aumentar de ano para ano (Niedzwiedz et al., 2019). No entanto, é considerado um dos principais obstáculos ao aumento da esperança de vida (Lambertini et al., 2018).

As artes podem ser classificadas como música, artes performativas (teatro, dança), artes visuais, artes literárias (escrita de romances, poesia, outras formas de texto) e a vasta gama de artes aplicadas (McManus & Furnham, 2006). A arte desempenha um papel integrador na facilitação da aprendizagem ao longo da vida, conhecida como a descoberta e a criação de novas competências e a compreensão da experiência. Através da arte, os pensamentos passados e presentes de uma pessoa podem ser integrados. A arte-terapia é uma das terapias complementares utilizadas para aliviar os sintomas do cancro. A arte-terapia é uma intervenção clínica em que se acredita que o processo criativo envolvido na criação artística é curativo e melhora a vida. A arte-terapia é uma forma de apoio emocional que se centra nas dificuldades de expressão do sofrimento psicológico e das emoções difíceis, nos pensamentos relacionados com o difícil diagnóstico de cancro e no estado do tratamento (American Art Therapy Association, 2017). A participação na arte pode ser recetiva (assistir a concertos, teatro, leitura) ou ativa (fazer arte) (Noice et al., 2014). Uma pessoa não tem de ser um artista ou ter quaisquer competências especiais para se expressar através da arte. O mais importante para a arte é ter uma atitude aberta em relação à criatividade na vida quotidiana. Isto permite que a pessoa interaja com a arte em relação a si própria e aos outros, seja afetada pela arte e mude a ordem da vida quotidiana (Vaartio-Rajalin et al., 2021). Fazer arte num ambiente terapêutico alivia a expressão emocional e a comunicação. Portanto, a arte realizada em um ambiente terapêutico oferece ao paciente com câncer a oportunidade de reduzir o sofrimento psicológico, lidar com a ansiedade e a depressão ou receber apoio social adequado (Radl et al., 2018).

A arte-terapia é utilizada para ajudar os doentes ou as suas famílias a aumentar a sua auto-consciência, a lidar com os sintomas e a adaptar-se a experiências stressantes e traumáticas (Trauger-Querry & Haghighi, 1999; Gabriel et al., 2001; Walsh, Martin & Schmidt, 2004). A arte-terapia também proporciona uma ligação através da qual os indivíduos podem explorar experiências passadas e presentes, rever as suas vidas, lidar com mudanças relacionadas com a idade, receber apoio durante uma crise emocional, ou receber cuidados e adaptar-se à perda física (por exemplo, perda de um membro, memória ou mobilidade) (Knill, 2005).

A terapia criativa é um tipo de terapia complementar ou medidas de apoio na profissão médica (Molassiotis et al., 2009). Pertence a um espetro mais vasto de terapias criativas, incluindo a música, a dança, a poesia e a terapia do livro, bem como a terapia artística baseada na pintura e no desenho. No âmbito da psico-oncologia, a terapia pela arte representa um tipo específico de intervenção psicossocial destinada a apoiar os doentes com cancro a lidar com a sua doença e os seus efeitos (Visser & Hoog, 2008). Nas últimas duas décadas, a arte-terapia baseada na pintura ou no desenho tem sido implementada em muitas instituições de reabilitação médica oncológica (Ponto et al., 2003). Os arte-terapeutas estão envolvidos em todas as fases dos cuidados médicos: tratamento agudo, reabilitação e pós-tratamento em ambulatório (Mechler-Schonach & Spreti, 2005).

Os objectivos da arte-terapia consistem em utilizar o processo criativo para ajudar o indivíduo a tomar consciência dos seus sentimentos mais profundos e a expressá-los (Malchiodi, 1999). Para as pessoas com cancro, estes sentimentos podem estar relacionados com a doença, a hospitalização, as relações ou outras preocupações. Muitas vezes, o significado e o poder destes sentimentos não são facilmente expressos através da comunicação verbal. A arte em si é um meio de auto-expressão que requer a utilização de materiais artísticos, apoiados por movimentos físicos reais. A arte-terapia pode ser preferida por alguns doentes oncológicos que não se sentem à vontade com a psicoterapia tradicional ou que consideram difícil a expressão verbal (Nainis et al., 2006).

Existe um número crescente de investigações que demonstram que a terapia pela arte pode ser eficaz na melhoria dos sintomas associados ao cancro, tanto em crianças como em adultos (Luzzatto & Gabriel, 2000; Ponto et al., 2003). Healing art é um dos programas mais antigos e mais abrangentes que demonstram como a terapia artística pode ser benéfica no contexto oncológico, ajudando os doentes a reforçar os comportamentos positivos de enfrentamento e a aumentar a sua autoestima e sentido de controlo (Breslow, 1993). Outros programas também demonstraram benefícios semelhantes (Heiney & Darr-Hope, 1999). As intervenções artísticas e as terapias artísticas criativas são amplamente utilizadas em muitos contextos de cuidados oncológicos, especialmente nas fases iniciais. Durante essas fases, foram relatadas melhorias significativas na ansiedade, depressão, intensidade da dor e qualidade de vida em várias revisões sistemáticas (Wood, Molassiotis, & Payne, 2011; Puetz,

Morley, & Herring, 2013; Archer, Buxton, & Sheffield, 2015; Kim, Loring, & Kwekkeboom, 2018; Tang et al, 2019; Cheng et al., 2021), e três revisões meta-analisadas (Wood, Molassiotis, & Payne, 2011; Tang et al., 2019; Cheng et al., 2021).

5.1. A utilização da musicoterapia em doentes com cancro

A musicoterapia é atualmente definida como "a utilização sistemática da música no âmbito de uma relação terapêutica destinada a melhorar, manter e promover a saúde emocional, física e mental" (Kohler et al., 2020). Enfatizando a importância da relação terapêutica, esta definição distingue claramente a musicoterapia da medicina musical ou de intervenções apenas auditivas, como a audição de música pré-gravada durante uma cirurgia (Bradt et al., 2016). Trata-se de um novo tipo de psicoterapia que utiliza uma variedade de experiências musicais concebidas por musicoterapeutas treinados para eliminar as barreiras psicológicas dos pacientes e melhorar ou reforçar a saúde física e mental do paciente (Warth et al., 2014). As intervenções psicossociais, como a psicoterapia ou as terapias artísticas criativas, têm por objetivo melhorar o bem-estar psicológico, nomeadamente através do desenvolvimento de capacidades de adaptação e de recursos sociais (Holland, 2010). A musicoterapia tornou-se uma profissão registada pelo Estado na Áustria, na Letónia e no Reino Unido (Geretsegger et al., 2017; Kern &Tague, 2017).

Nos cuidados paliativos, a musicoterapia é considerada uma das terapias complementares mais frequentemente utilizadas (Warth et al., 2014). A musicoterapia é utilizada sobretudo como meio de expressão não-verbal e de comunicação para os doentes com cancro. Em particular, os musicoterapeutas em oncologia podem oferecer apoio multifacetado para lidar com a ansiedade relacionada com a doença ou os procedimentos médicos, lidar com situações físicas e emocionais stressantes, equilibrar as alterações de humor e gerir os sintomas (por exemplo, dor, dispneia, fadiga). Além disso, a musicoterapia é utilizada para facilitar a comunicação entre os doentes e os seus familiares e para dar resposta às necessidades espirituais e aos medos existenciais. Os psicoterapeutas acreditam que a musicoterapia, em particular, pode melhorar o estado psicológico dos pacientes (Bieligmeyer, Helmert, Hautzinger, & Vagedes, 2018).

A musicoterapia trata pacientes com doenças fisiológicas ou psicossociais com ritmos e tons e é considerada um dos métodos de cura espiritual mais eficazes para eliminar distúrbios psicossomáticos (Gao et al., 2019). Atualmente, os modelos de aplicação da musicoterapia baseiam-se principalmente em uma teoria humanística, psicodinâmica ou de desenvolvimento. Em particular, os modelos comportamentais são mais comuns nos Estados Unidos, enquanto os modelos psicodinâmicos e humanísticos são dominantes na Europa e noutras partes do mundo, onde pode haver influências mistas (Geretsegger et al., 2017).

Os investigadores escolhem geralmente a música de acordo com as preferências dos doentes e alguns resultados de avaliação, e os géneros musicais incluem o folk, o country, o jazz, o clássico, etc. (Stanczyk, 2011). No entanto, ignoram outro género musical, a música dos cinco elementos. A musicoterapia dos cinco elementos tem uma história de mais de 2000 anos e é conhecida por ter origem nos Clássicos de Medicina Interna do Imperador Amarelo, o clássico médico mais antigo da China. No clássico médico, afirma-se que existem "cinco tons do Céu, cinco órgãos do Homem". A música dos cinco elementos inclui cinco tons. Os cinco tons são Jue, Zhi, Gong, Shang e Yu. O tom Jue está ligado ao fígado, o tom Zhi está ligado ao coração, o tom Gong está ligado ao baço, o tom Shang está ligado aos pulmões e o tom Yu está ligado aos rins. Na teoria médica tradicional chinesa, o Qi e o sangue são a base da saúde. A musicoterapia dos cinco elementos pode regular a função dos órgãos internos, equilibrar o Yin e o Yang e manter a estabilidade dinâmica do movimento do Qi e do sangue, para que o indivíduo possa manter-se saudável (Yang et al., 2021).

A musicoterapia é uma das terapias complementares mais utilizadas nos cuidados paliativos (Wart, 2014). É um método de tratamento de pacientes com doenças fisiológicas ou psicossociais com tons e ritmos. É considerado um dos métodos mais eficazes de cura espiritual (Young et al., 2015). A musicoterapia pode apoiar a saúde de pacientes em estado crítico e ajudar a eliminar distúrbios psicossomáticos (Gao et al., 2019). Os psicoterapeutas acreditam que a música pode melhorar o estado mental dos pacientes, e a música num ambiente pode ajudar os pacientes a expressar melhor as suas emoções, promover mudanças nos estados de espírito e emoções internas (Bieligmeyer, Helmert, Hautzinger &Vagedes, 2018).

O diagnóstico de cancro provoca stress cognitivo que pode levar à depressão, ao medo e à ansiedade. A musicoterapia pode ter várias vantagens quando utilizada em conjunto com o tratamento tradicional do cancro (Zaza, Sellick, & Hillier, 2005). A musicoterapia é conhecida como o método mais amplamente utilizado, de apoio e criativo para tratar os efeitos psicossociais do cancro (Bro et al., 2018). A depressão é uma doença caracterizada por tristeza, vazio ou perturbações do humor, juntamente com anomalias mentais e físicas que afectam negativamente o funcionamento de um indivíduo, que podem ser atribuídas a factores ambientais (Spitzer et al., 1994). A perturbação de ansiedade é um estado emocional associado ao medo excessivo da incerteza, à falta de concentração, à insónia e à inquietação (Eseadi & Ngwu, 2023). Os estudos indicam que cerca de 75% dos doentes com cancro sofrem de depressão e de perturbações de ansiedade. Ao mesmo tempo, 50% dos doentes com cancro sofrem de depressão aguda e 85% de ansiedade em simultâneo (Jasemi, Aazami, & Zabihi, 2016). Seis estudos (Nguyen, Nilsson, Hellstrom, & Bengtson, 2010; Dvorak Abbey, 2012; Fengying & Qi, 2015; Jasemi, Aazami, & Zabihi, 2016 ; Wan, Mao, & Qiu, 2009; Xiao-hong, 2008) avaliaram a eficácia da musicoterapia como tratamento da ansiedade em doentes com cancro, incluindo 447 doentes. Como resultado, foram determinados os efeitos positivos da musicoterapia. Como resultado da aplicação da musicoterapia a familiares de doentes com cancro do fígado que recebiam cuidados paliativos, verificou-se que o efeito da terapia de apoio musical à família era ideal, aliviava as emoções negativas dos doentes, reduzia o grau de fadiga relacionada com o cancro, aumentava a qualidade do sono dos principais prestadores de cuidados e reduzia o luto antecipado e a carga de cuidados (Ma & Bai, 2024). Verificou-se que a musicoterapia combinada com exercício aeróbico em mulheres com cancro da mama submetidas a quimioterapia após mastectomia radical melhorou significativamente a qualidade do sono, e esta intervenção melhorou muitos aspectos da resposta do sono (Chang et al., 2024). A musicoterapia aplicada a 60 doentes com cancro da mama a receber radioterapia melhorou a perceção das cores e a sua psicologia (Jribi et al., 2024). Um ensaio aleatório controlado em doentes com cancro revelou que a musicoterapia melhorou a qualidade de vida dos doentes com cancro, bem como reduziu os níveis de ansiedade e depressão. A musicoterapia é uma intervenção de baixo risco, flexível e rentável que pode melhorar a ansiedade em doentes com cancro (Sun et al., 2023). A musicoterapia também é eficaz na melhoria da qualidade do sono e na redução da ansiedade e da fadiga em doentes com cancro (Patchaiappan & Angelline, 2023). Num estudo controlado e aleatório realizado com 60 doentes oncológicos numa unidade de cuidados paliativos, os doentes do grupo experimental receberam um total de seis sessões de música, cada uma com 10 minutos, com música clássica turca nos modos da sua escolha (Hicaz ou Rast acompanhados por um tambur (tambor) especializado). Foi encontrada uma diferença significativa entre as pontuações totais de dor, ansiedade, conforto e capacidade funcional dos doentes nos grupos de intervenção e de controlo antes e depois da musicoterapia. A musicoterapia reduziu o nível de dor. Como resultado, foi demonstrado que a musicoterapia clássica turca melhora a dor, a ansiedade, o conforto e a capacidade funcional na unidade de cuidados paliativos (Düzgün & Karadakovan, 2024). Como resultado do estudo realizado para determinar o efeito da musicoterapia entre os doentes de cuidados paliativos (n=18) e os seus prestadores de cuidados (n=7), verificou-se que a gravidade dos sintomas e o sofrimento emocional dos doentes diminuíram e a sua qualidade de vida aumentou. Todos os doentes declararam que estavam satisfeitos com a musicoterapia e que esta era especialmente benéfica para o alívio do stress, o relaxamento, o apoio espiritual, o apoio emocional e o bem-estar. Verificou-se que a qualidade de vida geral e os níveis de stress eram piores para os prestadores de cuidados (Estell et al., 2024). Num estudo realizado numa enfermaria de oncologia no sul de Itália, foram avaliados os efeitos de uma única sessão de musicoterapia com dois braços sobre a ansiedade, a angústia, a raiva, a depressão e a procura de ajuda em 151 doentes com cancro que vieram ao hospital para uma cirurgia à mama. Ambos os tipos de intervenções de musicoterapia (integrada e recetiva) foram eficazes na redução de todas as variáveis de stress, depressão, raiva e ansiedade (Lagattolla et al., 2023).

A musicoterapia é recomendada para a redução da ansiedade/estresse e da depressão/perturbações do humor em mulheres com cancro da mama (Greenlee et al., 2017; Kieviesene et al., 2020). Em contextos oncológicos, a musicoterapia contribui para uma gestão eficaz dos sintomas e melhora significativamente a saúde dos doentes adultos com cancro em várias fases do tratamento (Bradt et al., 2015; Kohler et al., 2020).

5.2. Aplicação de mandalas em doentes com cancro

A Associação Turca de Arte-Psicoterapia define a arte-terapia como um método de psicoterapia que utiliza as oportunidades de auto-expressão oferecidas por diferentes ramos da arte, como as artes visuais, a música, o movimento/dança e o teatro, para proteger a saúde de indivíduos e grupos, tratar as suas doenças e melhorar o seu bem-estar emocional, social e cognitivo (Akbulak & Can, 2023). A arte-terapia é um dos métodos de comunicação não verbal e uma forma diferente de expressar pensamentos e sentimentos (Ebadinejat et al.,

2017). Um dos métodos de terapia pela arte é a terapia pela pintura, que se pensa ser eficaz e útil na redução dos efeitos psicossociais de uma série de doenças, como lesões físicas, doenças cardíacas e cancro. Um dos métodos de pintura é a mandala, que significa "círculo" em sânscrito. Estes círculos foram utilizados pela primeira vez nas religiões budista e hindu e simbolizam o universo. Inconscientemente, chamam a atenção da pessoa para o centro do círculo. As mandalas representam a ordem e a unidade do universo (Gerteisen, 2008).

Mandala é um termo sânscrito que significa círculo ou centro. As suas origens remontam à Índia. A mandala é conhecida como uma profissão que relaxa espiritualmente a mente humana. As mandalas, que geralmente têm forma circular ou quadrada e simbolizam o centro místico de tudo, podem ser usadas como uma ferramenta de meditação (Chaudhary, 2012; Drake, Searight, & Olson-Pupek, 2014). Carl Jung, um terapeuta proeminente, usou a técnica da mandala como uma forma de terapia no início dos anos 1900, fornecendo um toque colorido nas tentativas de curar problemas ou chegar ao fundo dos problemas (Jung, 2017). Mandala significa energia ou essência e la significa chapéu e também reflecte a energia central do indivíduo. O desenho da mandala começa por determinar um ponto central, e a pessoa está sempre no centro. A imagem resultante é um reflexo do eu da pessoa e do seu estado de espírito atual (Jung, 2017; Babouchkina & Robbins, 2015). Os modelos de mandalas para colorir são desenhos intrincados e muitas vezes simétricos, frequentemente utilizados na terapia anti-stress. Salazor afirmou que as mandalas representam o estado de espírito atual do indivíduo, utilizando formas, tons de cor e sombras de acordo com as observações do próprio indivíduo sobre emoções internamente conflituosas e traumas psicológicos que são frequentemente difíceis de falar com os outros. Afirmou que as mandalas desenhadas no papel permitem que os indivíduos se expressem usando símbolos que ajudam a relaxar os pensamentos que ocupam as suas mentes e humores (Salazar, 2019). O cancro é uma doença crónica com consequências físicas, sociais e psicológicas significativas. A fase em que a doença é diagnosticada, os procedimentos de tratamento, o medo da recorrência e da morte perturbam todo o equilíbrio da vida dos doentes e causam problemas psicológicos (Sun et al., 2019). Como resultado de um estudo quase-experimental realizado em pacientes com cancro da mama em fase inicial que receberam quimioterapia pela primeira vez, foi observada uma diminuição significativa nos níveis de ansiedade de estado no grupo que pintou mandalas (Akbulak & Can, 2023). Forzoni et al. (2010) relataram que a pintura durante a quimioterapia permitiu aos pacientes desenvolver emoções positivas, relaxar e expressar os seus sentimentos, e concluíram que a terapia artística pode ajudar a reduzir o stress relacionado com a quimioterapia. Concluiu-se que o desenho de mandalas teve um efeito terapêutico em doentes com cancro da mama que foram obrigadas a desenhar mandalas de estilo livre e ajudou as doentes a expressar os seus sentimentos ao longo do processo de tratamento (Elkis-Abuhoff et al., 2009). Num estudo realizado com 70 doentes para comparar os efeitos do Sudoku e da pintura de mandalas nos níveis de ansiedade de doentes com cancro da mama submetidas a quimioterapia, foi encontrada uma diferença significativa entre as pontuações de ansiedade no pré-teste e no pós-teste, tanto no grupo do Sudoku como no grupo da pintura de mandalas. A diferença entre as pontuações médias de ansiedade no pré-teste e no pós-teste foi de 6,09 ± 4,02 no grupo do Sudoku e de 48,93 ± 13,8 no grupo do Mandala para colorir. A coloração com mandalas revelou-se mais eficaz na redução da ansiedade dos doentes (Cheraghi et al., 2024). Num estudo realizado com 60 pacientes adolescentes hospitalizados numa clínica de hematologia e oncologia, as pontuações de ansiedade, depressão e sintomas psicológicos diminuíram no grupo da mandala (n = 30) em comparação com o grupo de controlo (n = 30) (Gürcan & Atay Turan, 2021). Como resultado do estudo realizado com 12 pacientes com cancro da mama que participaram numa intervenção com mandala durante 2 horas por semana, durante 8 semanas, verificou-se uma diminuição das pontuações de ansiedade das pacientes (Yakar et al., 2021).

Catorze mulheres diagnosticadas com cancro da mama foram convidadas a desenhar mandalas em cada consulta médica. Durante cada consulta, os indivíduos receberam um cartão branco com um contorno de círculo preto e 15 lápis de cor, tendo-lhes sido pedido que colorissem todo o círculo. Quatro avaliadores independentes avaliaram 39 mandalas quanto ao uso da cor, pressão da linha e consistência. De acordo com a avaliação da mandala, doze dos catorze participantes mostraram uma correlação entre a sua condição física e os seus desenhos de mandala (Elkis-Abuhoff et al., 2009). Concluiu-se que a mandala e outras terapias artísticas aplicadas a 16 pacientes com cancro ginecológico que estavam a receber quimioterapia podem ajudar a prevenir o declínio típico da qualidade de vida dos pacientes durante o tratamento (Wiswell et al., 2019). Um total de três sessões de terapia artística mandala foi aplicado a 118 pacientes com cancro ginecológico durante o período perioperatório, tendo sido encontrados efeitos terapêuticos positivos na ansiedade, no stress e nos sinais vitais ao longo do tempo. Não foram observadas diferenças significativas entre os grupos em termos de dor, esperança ou auto-aceitação (Mengqin et al., 2024).

A terapia Mandala destaca-se como um método eficaz utilizado para proporcionar apoio psicológico e cura emocional aos doentes com cancro. Estudos demonstram que esta terapia tem efeitos positivos na redução dos níveis de stress e ansiedade, na expressão emocional e na melhoria da qualidade de vida em geral. Em particular, o desenho de mandalas e a meditação ajudam os doentes a expressarem-se e a encontrarem paz interior. Neste contexto, é importante considerar a terapia mandala como uma abordagem complementar no tratamento do cancro. Estudos futuros que examinem os efeitos a longo prazo e os mecanismos desta terapia em maior profundidade podem contribuir para os processos de apoio psicossocial dos doentes com cancro (Jiang et al., 2020).

5.3. Dança e terapia do movimento em doentes com cancro

A terapia pelo movimento da dança baseia-se na crença de que os movimentos do corpo reflectem e influenciam os estados psicológicos. As raízes da dança na cura podem ser encontradas nas sociedades antigas, onde os rituais de dança acompanhavam frequentemente as grandes mudanças de vida (Levy, 1988). A dançaterapia é uma forma de exercício físico que utiliza o movimento como ferramenta psicoterapêutica para promover a integração, com base no pressuposto de uma ligação entre o corpo e a mente de um indivíduo. Quando realizada com música, esta pode ser particularmente motivadora (Hohmann et al., 2017). Desta forma, a dançaterapia como forma de exercício físico pode proporcionar benefícios fisiológicos que melhoram a saúde física e mental. A terapia do movimento da dança melhora a integração física, emocional e cognitiva. Promove a consciencialização, a expressão e a aceitação do corpo (Dibbell-Hope, 2000). Os estudos também demonstraram que a dança pode promover a partilha de emoções e ajudar a reduzir a solidão e o isolamento dos doentes (Boing et al., 2018; Serlin et al., 2000). Relativamente ao efeito físico da dança, esta pode apoiar a redução da dor através da ativação do sistema noradrenérgico, que ocorre através do aumento do tónus muscular e da libertação de catecolaminas com o exercício. Isto pode regular a via nociceptiva, o que pode causar um aumento dos limiares da dor (Ellingson & Cook, 2011). Além disso, o exercício físico regular pode reduzir a fadiga oncológica e melhorar a qualidade do sono, regulando as citocinas pró e anti-inflamatórias (Zimmer et al., 2018).

A Associação Americana de Dançaterapia define a dançaterapia como "uma abordagem multidimensional que combina a consciência corporal, a expressão criativa e o uso psicoterapêutico do movimento para promover a integração emocional, social, cognitiva e física para a melhoria da saúde e do bem-estar do indivíduo" (ADTA, 2019). A European Dance Movement Therapy Association acrescenta a "integração espiritual" a esta lista

(EADMT, 2018). Por conseguinte, a terapia de movimento com dança é uma solução eficaz para muitos doentes e respetivos parceiros com uma variedade de diagnósticos. A terapia pelo movimento da dança tem sido amplamente utilizada para tratar pessoas com problemas mentais e psicológicos (Milliken, 2002; Stanton Jones, 1992) e também tem sido utilizada para reduzir o stress e a ansiedade específicos associados a doenças crónicas (Goodill, 2005; Stewart, McMullen, & Rubin, 1994) e ao cancro (Brandberg, Manssonbrahme, Ringborg, & Sjoden, 1995; Cohen & Walco, 1999; Dibbell-Hope, 2000).

Para a maioria dos doentes com cancro, os procedimentos de tratamento são traumáticos. A remoção cirúrgica de partes do corpo, as náuseas, a queda de cabelo, a fadiga provocada pela radioterapia e pela quimioterapia prejudicam fisicamente o corpo, causando dor e sofrimento. É frequente surgirem problemas psicológicos e físicos após o tratamento médico. A terapia do movimento da dança, que afecta diretamente o corpo, tem um efeito profundo e significativo no processo de recuperação dos doentes com cancro. Estudos anteriores demonstraram que os exercícios físicos e os movimentos de dança podem aumentar a amplitude de movimentos e a liberdade de movimentos de todo o corpo, criar um estado de espírito positivo e facilitar a adaptação psicológica ao diagnóstico de cancro, melhorando assim a qualidade de vida das doentes com cancro da mama (Courneya, Keats, & Turner, 2000; Mock et al., 1997; Sandel & Judge, 2004). Foi demonstrado que as doentes com cancro da mama que participaram no grupo de terapia de movimento dançante apresentaram níveis reduzidos de depressão e melhorias significativas nas escalas de fadiga, ansiedade e tensão (Serlin et al., 2000). Foram analisados estudos realizados entre 2005 e 2020 que examinaram a eficácia da terapia de movimento dançante na qualidade de vida, na atividade física, no stress e no bem-estar emocional e social de mulheres com cancro da mama. Seis estudos identificados neste contexto concluíram que a terapia do movimento da dança era benéfica na redução do stress, dos sintomas e da fadiga, e na melhoria da qualidade de vida e da saúde mental (Fatkulina et al., 2021). De acordo com os resultados de seis ensaios aleatórios controlados que avaliaram os efeitos da dança de salão em doentes com cancro, foi determinado que o treino de dança poderia melhorar a aptidão física, a fadiga e o enfrentamento durante e após a terapia (Rudolph et al., 2018). Num estudo que investigou os efeitos da terapia da dança em mulheres com cancro da mama a receber radioterapia, foi selecionado um total de 16 artigos e três deles foram analisados. De acordo com os resultados da análise, verificou-se que a dançaterapia contribuiu para a melhoria da funcionalidade, para o retorno às atividades de vida diária e para a melhoria da qualidade de vida das pacientes submetidas à radioterapia, bem como para a redução do stress, da ansiedade, do medo, da fadiga, dos níveis de dor e para a melhoria da perceção de reconexão interna (da Fonseca Paulino et al., 2024). Num estudo (n = 39) em que se aplicou a terapia de movimento de dança virtual durante 6 semanas, com o objetivo de melhorar a saúde física dos doentes oncológicos, aliviar o sofrimento psicológico e fortalecer os laços sociais, demonstrou-se que facilitou a participação na atividade física para melhorar a saúde física, encorajou a expressão criativa, melhorou o estado mental e ajudou a criar ligações e apoio social (Bryl et al., 2024). Existem estudos na literatura que encontraram os mesmos resultados (Dibbel-Hope, 2000; Mannheim, Helmes, & Weis, 2013; Sandel et al., 2005; Emard et al., 2021). Como resultado de um ensaio controlado randomizado realizado com 139 pacientes com cancro da mama a receber radioterapia, a terapia de movimento de dança reduziu a gravidade do stress percebido e da dor nos pacientes, mas não teve um efeito significativo na ansiedade, depressão, fadiga, distúrbios do sono e qualidade de vida (Ho et al., 2016). Vardhan et al. realizaram um estudo de braço único com 30 pacientes com cancro da mama e descobriram que a terapia de movimento de dança foi benéfica na redução dos níveis de dor, stress, ansiedade e medo e dos efeitos secundários da radioterapia em pacientes a quem aplicaram a terapia de movimento de dança durante 45 minutos todos os dias, 5 dias por semana (Vardhan et al.,

2022). Foi revelado que a dança do ventre aplicada a 59 pacientes do sexo feminino a receber tratamento para doenças malignas poderia ser aplicada como um método de reabilitação complementar para aumentar a qualidade de vida relacionada com a saúde, o apoio social percebido e a satisfação geral com a vida (Szalai et al., 2015).

Num estudo realizado para analisar os efeitos de uma intervenção de dança de 12 semanas na qualidade do sono e nos níveis de dor em mulheres com cancro da mama, não foram encontrados efeitos significativos na qualidade do sono e na dor para o grupo experimental (n = 11). Verificaram-se melhorias na sua vida social e no seu bem-estar (Hiansdt et al., 2021). Noutro estudo que examinou mulheres com cancro da mama, não foram apresentados resultados significativos nos níveis de dor após uma intervenção de 12 semanas (ibrahim et al., 2018). 14 pacientes do sexo feminino com cancro da mama que participaram em aulas de dança tradicional grega e exercícios para a parte superior do corpo (1 hora, 3 sessões por semana) mostraram uma diminuição de 35% nos sintomas depressivos em comparação com o grupo de controlo (n = 13) no final de 24 semanas. Além disso, foi determinado um aumento significativo de 19,9% na função física, 24,3% na força de preensão da mão direita, 26,1% na força de preensão da mão esquerda e 36,3% na satisfação com a vida no grupo experimental (Kaltsatou, Mameletzi, & Douka, 2011). As doentes com cancro da mama (n=11) que foram submetidas à dança tradicional Hula durante 12 meses registaram uma redução sustentada da circunferência da cintura e alterações significativas nos níveis de biomarcadores circulantes, mas nenhuma alteração no índice de massa corporal. Este estudo demonstrou que um programa de dança cultural pode proporcionar um aumento sustentado da atividade física em doentes com cancro da mama, com o potencial de melhorar a qualidade de vida, aumentar a vitalidade e reduzir os níveis de citocinas circulantes associadas à obesidade e à inflamação (Loo et al., 2019).

5.4. Arte-terapia em doentes com cancro

A arte-terapia é uma forma de arte-terapia que é implementada através de actividades artísticas. Em 1986, Judy e colegas desenvolveram um programa chamado "We Can Do It This Weekend" para ajudar as famílias a lidar com o cancro, que incluía actividades de desenho e pintura (Gough, 1986). Posteriormente, foram desenvolvidas terapias semelhantes para doentes com cancro. Embora tenham sido documentados vários efeitos positivos da arte-terapia, particularmente em combinação com a arte-terapia e outras formas de terapia, é difícil determinar se a arte-terapia tem um efeito independente. A arte-terapia foi desenvolvida principalmente para pacientes psiquiátricos e pediátricos adultos e não para a população adulta com cancro. Consequentemente, existem poucos dados sobre a arte-terapia utilizada de forma independente em doentes com cancro, e são raras as revisões sistemáticas sobre o assunto. Apenas se conhece uma visão geral da terapia pela arte baseada na arte ou no desenho, e os estudos que incluíram a terapia pela arte foram apenas misturados com outras formas de terapia pela arte (Geue et al., 2010).

A qualidade contemporânea da aguarela mostra a qualidade realista e contemporânea da aguarela. Na prática da pintura realizada com aguarela, o pintor reproduz normalmente o objeto, que é objetivo. A emoção, a linguagem da aguarela e o contexto representam a psicologia (Bozcuk, 2017). Mesmo que o sentimento do atributo mude a sua cor interna e até mesmo a sua aparência, o espetador ainda pode ver a aparência original a partir da sua forma geral. Devido a diferentes materiais e técnicas de expressão, diferentes artistas transportam diferentes memórias emocionais, e esta é uma experiência subjectiva. Esta recordação emocional de sentimentos subjectivos é uma parte importante da criação da pintura (Wu, 2018). Em primeiro lugar, a pintura serve como uma ferramenta para expressar emoções, pensamentos, sentimentos e conflitos, especialmente para aqueles que não têm a oportunidade de expressar seus pensamentos em palavras (Durualp & Altay, 2012). Em segundo lugar, sendo o primeiro meio de comunicação dos seres humanos, a pintura é um método menos defensivo que utiliza a linguagem simbólica para ultrapassar o potencial mecanismo de defesa psicológica das pessoas. Elas reflectem involuntariamente os seus sentimentos interiores, ansiedade, contradições, valores e desejos nas suas obras, libertando assim emoções escondidas ou reprimidas (Katz & Hamama, 2013). Em terceiro lugar, a terapia artística, que combina acções e pensamentos, é necessária para ajudar a apoiar o processo de compreensão dos participantes e a situação atual (Sugarman, 2006). O desenho traz ordem e clareza a emoções confusas e mal compreendidas. A pessoa reúne vários elementos da sua experiência para criar um todo novo e significativo no processo de desenho (Khadar, Babapour, & Sabourimoghaddam, 2013). Além disso, estar num grupo onde a interação social é possível e valorizada, o apoio social e a afiliação ajudam a qualidade de vida dos doentes (Bozcuk et al., 2017). Devido às elevadas diferenças individuais dos doentes oncológicos, o stress emocional, económico e de vida provocado pela doença causa frequentemente traumas psicológicos nos doentes que recebem quimioterapia e afecta a sua qualidade de vida. Esta situação faz com que os doentes percam a confiança em si próprios e nas suas vidas. Por conseguinte, as intervenções de tratamento não farmacológico são particularmente importantes (Wang et al., 2021). A terapia com imagens é uma terapia fácil de aplicar e que não causa danos físicos ou psicológicos aos doentes. Também requer preparação antes de desenhar (Fan, Lei, & Wang, 2023). Esta informação ajuda os pacientes a determinar o objetivo e o significado do estudo e garante que a intervenção seja realizada sem problemas. Durante a intervenção, os pacientes desenham de forma totalmente livre e o pessoal médico e os enfermeiros não intervêm. Através da exploração e análise pós-desenho, são determinadas as necessidades dos doentes com cancro e são prestados cuidados específicos para aumentar a adesão dos doentes ao tratamento. Foi demonstrado que a terapia com imagens melhora significativamente as funções fisiológicas, as emoções negativas e a qualidade de vida dos doentes com cancro (Fan, Lei, & Wang, 2023). As cores vivas simples podem aumentar a motivação ao proporcionar um efeito visual aos doentes, permitindo-lhes assim relaxar física e mentalmente, reduzir as emoções negativas e aliviar os sintomas de náuseas e vómitos (iriagaç et al., 2022; Zhou et al., 2020). O estudo de Bar-Sela et al. (2007) mostrou que a utilização de cores através da apresentação de diferentes obras em papel em branco, como os doentes desejavam, aliviava eficazmente as emoções negativas dos doentes com cancro. Este facto é semelhante aos resultados do estudo de Guo Yajuan et al. (2020). Recomenda-se que o pessoal de enfermagem clínica incorpore intervenções de desenho relevantes na sua gestão, a fim de abordar as consequências negativas dos doentes com cancro, como a inquietação, a ansiedade, as náuseas e os vómitos. No que diz respeito à fadiga, os factores psicológicos demonstraram estar intimamente relacionados com a fadiga dos doentes com cancro, tendo sido afirmado que boas intervenções psicossociais podem melhorar a fadiga e a qualidade do sono dos doentes (Peng & Chen, 2022). Dois estudos na literatura utilizaram escalas para examinar a fadiga e a qualidade do sono dos doentes com cancro, respetivamente, e os resultados mostraram que a terapia do desenho pode reduzir eficazmente a fadiga dos doentes com cancro e melhorar a sua qualidade do sono (Su, Xing, & Li, 2022; Xu et al., 2020). Assim, a utilização da terapia do desenho aumenta a adesão dos doentes e ajuda-os a ter uma atitude positiva e otimista, melhorando a sua qualidade de vida. Concluiu-se que a escala de adesão interna desenvolvida por Kroz et al. (2019) com base num grupo de controlo de 71 doentes com cancro da mama que fizeram desenho focado em mindfulness durante 10 semanas era fiável em termos de adesão à terapia e relaxamento (11 itens), desenvolvimento interno e humor (6 itens), competências artísticas (3 itens) e adesão à tarefa (2 itens) (Kroz et al., 2019).

A terapia com imagens, uma intervenção não farmacológica universal, alivia eficazmente os sintomas de náuseas, ansiedade, dor e fadiga em doentes com cancro. É recomendada para melhorar o sono e a qualidade de vida dos doentes com cancro (Fan et al., 2023).

6. A utilização da arte-terapia em doenças neurológicas

A arte-terapia envolve a utilização de meios artísticos para a auto-expressão, reflexão e comunicação na presença de um arte-terapeuta com formação. A arte-terapia é uma profissão integradora de saúde mental e serviços humanos que enriquece a vida dos seus utilizadores através da arte ativa, do processo criativo, da teoria psicológica aplicada e da experiência humana no âmbito de uma relação psicoterapêutica. Os utilizadores não precisam de ter qualquer experiência ou conhecimento prévio de arte. Neste contexto, a arte não é uma ferramenta de diagnóstico, uma lição ou uma atividade recreativa, embora as sessões possam ser agradáveis (Collette et al., 2022). A arteterapia é prestada em grupo ou individualmente com intervenções personalizadas às necessidades terapêuticas dos utentes e inclui a avaliação do paciente, o tratamento e a avaliação da resposta (Bradt & Goodill, 2013).

6.1. A utilização da arte-terapia em doentes de Parkinson

A terapia da arte ativa e integra numerosos mecanismos neurológicos subjacentes ao fazer artístico, incluindo a integração sensório-motora, a coordenação mão-olho, o processamento visual-espacial não-verbal, a memória, a abstração, etc. (Hass-Cohen & Findlay, 2015). Redes distribuídas e interdependentes no cérebro estão envolvidas na expressão da criatividade, independentemente do meio ou da modalidade (De Pisapia et al., 2016). A natureza adaptativa da criatividade é considerada um mecanismo evolutivo semelhante ao jogo. No que diz respeito à escultura na terapia das artes visuais, um estudo exploratório com pacientes com doença de Parkinson, que incluiu 16 sessões de terapia artística com barro, encontrou melhorias significativas na destreza, auto-expressão, humor, depressão e qualidade de vida em comparação com um grupo de controlo não equivalente que manteve um programa de reabilitação de rotina (Bae & Kim, 2018). O barro requer um processamento visual-espacial num mundo tridimensional e proporciona um meio tátil com um melhor feedback sensório-motor. Outras formas de arte têm-se revelado benéficas no tratamento da doença de Parkinson. Verificou-se que o treino de teatro melhora o bem-estar emocional e facilita a reabilitação cognitiva em doentes com doença de Parkinson, em comparação com uma condição de controlo de fisioterapia tradicional (Modugno et al., 2010 ; Mirabella et al., 2017). Tal como a arte-terapia, a terapia baseada no teatro incorpora a fantasia e o jogo. À semelhança da terapia dramática e de algumas terapias somáticas, o teatro acrescenta, com vantagem, factores do mundo real, como o movimento de corpo inteiro e a interação interpessoal, ambos transferíveis para o funcionamento diário fora do contexto do teatro (Mirabella et al., 2017).

Num estudo separado, os doentes com doença de Parkinson praticaram em casa passos e rotinas de dança cuidadosamente programados, utilizando a Internet e ligando-se a instrutores de dança em tempo real. Cada aula de "ParkinDance" teve a duração de 1 hora. As aulas incluíam uma fase de aquecimento (5 a 10 minutos), uma fase de dança e exercício ativo (30 a 45 minutos) e uma fase de arrefecimento (5 a 10 minutos). A fase de aquecimento incluía exercícios de alongamento e mobilidade do tronco e dos membros, respiração e alinhamento postural. Para a fase ativa, houve uma mistura de passos de dança, rotinas e géneros de música rítmica (Tango, Irlandês, Step, Salsa e Valsa, etc.), sentados, de pé e em movimento pela sala, combinados e personalizados de acordo com as preferências de cada participante. A fase de arrefecimento incluía alongamentos, respiração e relaxamento. Os participantes completaram 8 sessões de dança terapêutica online de uma hora. A cada pessoa foi atribuído o seu próprio professor de dança e, em conjunto, selecionaram a música para as aulas. ParkinDANCE Online pareceu ser altamente aplicável a este grupo de utilizadores iniciais. A participação foi elevada e os pacientes assistiram a 100% das sessões. Três participantes sofreram uma falha de Internet, mas remarcaram e completaram as oito aulas. O cumprimento do protocolo foi excelente, com todos os inquéritos pós-aula preenchidos pelos bailarinos, exceto um, e todos os inquéritos preenchidos pelos instrutores de dança, e os dados confirmaram que as aulas de dança foram ministradas conforme planeado. Não se registaram problemas de segurança ou eventos adversos. Foram identificados cinco temas nos dados qualitativos: (1) a dança proporciona uma sensação de realização, prazer e mestria; (2) a experiência e as preferências dos participantes influenciam a participação; (3) existem capacidades, conhecimentos e competências importantes dos instrutores de dança que são fundamentais para uma participação bem sucedida dos participantes; (4) as selecções musicais facilitaram a participação e o prazer; e (5) os participantes conseguiram adaptar-se rapidamente à apresentação online da dança terapêutica. Como resultado, os indivíduos com doença de Parkinson adaptaram-se rapidamente ao programa ParkinDANCE online, quando lhes foi dado apoio e recursos, bem como acesso a aulas dirigidas por instrutores de dança licenciados. O formato online individual é recomendado como uma forma útil e envolvente de exercício terapêutico, especialmente quando o acesso é uma prioridade (Morris et al., 2021). Romenets et al. (2015) compararam um grupo de 18 participantes que foram expostos a aulas de tango duas vezes por semana durante 1 h durante 12 semanas com um grupo de 15 pacientes com DP que realizaram exercícios auto-dirigidos durante o mesmo período. Em conclusão, o tango argentino pode melhorar o equilíbrio e a mobilidade funcional e pode ter benefícios modestos na cognição e fadiga na DP (Romenets et al., 2015). Volpe et al. (2013) compararam 12 pacientes com DP que foram expostos a aulas de dança irlandesa durante 1,5 h durante 6 meses com 12 pacientes com DP que realizaram exercícios de fisioterapia durante o período de intervenção. O grupo de dança mostrou resultados superiores em comparação com a fisioterapia padrão em termos de congelamento da marcha, equilíbrio e incapacidade motora (Volpe et al., 2013). Hackney et al. (2007) compararam 9 participantes que foram expostos a 20 aulas de tango durante 1 hora, duas vezes por semana, com 10 pacientes que fizeram exercícios tradicionais durante o mesmo período. Como resultado, foi comprovado que a dança pode ajudar nos parâmetros motores da doença e na mobilidade funcional. Estes ganhos são muito importantes para os pacientes devido ao impacto das lesões motoras na sua vida quotidiana (Hackney et al., 2007).

6.2. A utilização da arte-terapia em doentes com demência e Alzheimer

Um estudo concluiu que os doentes idosos com demência que receberam terapia artística em grupo (incluindo pintura) apresentaram melhorias significativas no teste de desenho do relógio (Pike, 2013), ao passo que dois outros ensaios aleatórios controlados (Hattori et al., 2011 ; Rusted et al., 2016) em doentes com demência não conseguiram obter melhorias cognitivas significativas no grupo da pintura. Além disso, uma revisão sistemática da Cochrane de dois ensaios clínicos sobre terapia artística para a demência concluiu que não havia provas suficientes sobre a eficácia da terapia artística para a demência (Deshmukh et al., 2018). Isto pode dever-se ao facto de os doentes com défice cognitivo grave que não conseguem recordar ou avaliar com precisão o seu próprio comportamento ou estados mentais poderem perder a capacidade de beneficiar da arte-terapia. Um recente ensaio clínico randomizado e controlado mostrou uma associação significativa entre a melhoria na capacidade de memória imediata/trabalho e o aumento da espessura cortical no giro frontal médio direito no grupo de pintura (Yu et al., 2021). Com a estimulação cognitiva a longo prazo e o envolvimento obtidos em várias sessões de terapia artística, é provável que a terapia artística conduza a uma melhoria das funções cognitivas nestes doentes. No seu estudo, Richards et al. (2019) introduziram exercícios de terapia artística no grupo de intervenção durante uma hora e meia. As actividades incluíram decoração de chapéus, colagem, estampagem, pintura, cerâmica, fotografia e gravura. Os participantes desenvolveram um produto artístico com base nas instruções de cada semana. Foi demonstrado que a terapia artística aumenta a autoestima, reforçando os sentimentos de autoestima ou competência

(Richards et al., 2019). Finalmente, após o curso de dois meses, os participantes continuaram a criar trabalhos artísticos de forma independente, resultando em um maior senso de realização e melhora da autoestima (Emblad & Mukaetova-Ladinska, 2021; Richard et al., 2019). A arte-terapia tem sido utilizada como uma das actividades de reabilitação cognitiva. O treino da memória, a estimulação mental assistida por computador, as actividades expressivas (desenho, expressão verbal, escrita), a fisioterapia e a educação física têm sido utilizados em doentes com doença de Alzheimer ligeira. Como resultado, a qualidade de vida dos pacientes melhorou (Viola et al., 2011).

Num ensaio multicêntrico, controlado e aleatório, 28 doentes com doença de Alzheimer ligeira registaram reduções significativas na dor e na ansiedade, melhoraram a qualidade de vida e diminuíram a depressão após 12 semanas de pintura (Pongan et al., 2017 ; Alvarenga et al., 2018). Outros estudos sugerem que a terapia individual, em vez da terapia de grupo, pode ser mais adequada em doentes com doença de Alzheimer ligeira, uma vez que o neuroticismo pode reduzir a eficácia da intervenção artística na dor. Para além de aliviar a dor crónica, a terapia artística tem tido efeitos positivos nos sintomas cognitivos e psicológicos em doentes com doença de Alzheimer ligeira. Por exemplo, um estudo separado encontrou melhorias significativas na apatia e na qualidade de vida após 12 semanas de terapia artística que envolvia desenhar padrões abstractos coloridos com lápis de cera ou tinta à base de água (Hattori et al., 2011). Outro estudo concluiu que os doentes de Alzheimer apresentaram melhorias na expressão facial, no conteúdo do discurso e no humor após uma intervenção com imagens durante 3 semanas (Narme et al., 2012).

6.3. A utilização da arte-terapia em doentes com AVC

Os artigos revisados sugerem que a confeção de máscaras é uma terapia artística eficaz para pacientes com lesão cerebral traumática (Jones et al., 2018; Kline, 2016; Walker et al., 2017;

Walker et al., 2018). Hinz (2019) confirma essa eficácia, pois a confeção de máscaras incentiva os clientes a reconhecer aspectos positivos e negativos de si mesmos, melhorando assim a autoestima e a liberdade pessoal. As máscaras também ajudam a esconder emoções difíceis, criam símbolos protetores e validam uma experiência de transformação (Dunn-Snow & Joy-Smellie, citado em Moon, 2010). Dez pacientes com um acidente vascular cerebral subagudo foram treinados durante um mês com terapia artística virtual e fisioterapia. Os seus dados foram comparados com os de dez pacientes com patologia, idade e parâmetros clínicos semelhantes e treinados apenas com terapia convencional durante o mesmo período. O grupo de terapia artística virtual apresentou melhorias significativamente maiores na pontuação do Índice de Barthel, uma medida de independência nas actividades da vida diária (66 ± 33% vs. 31 ± 28%, p = 0,021), e na força de pinça (66 ± 39% vs. 18 ± 33%, p = 0,008) do que o grupo que recebeu reabilitação tradicional (De Giorgi et al., 2023).

Num estudo controlado e aleatório realizado com 118 pacientes que sofreram um AVC, foi encontrada uma diferença significativa na depressão, qualidade de vida e funções físicas no grupo que recebeu 2 horas de terapia artística criativa por semana durante quatro semanas, em comparação com o grupo de controlo. Concluiu-se que a terapia artística criativa, quando combinada com a fisioterapia tradicional, pode reduzir significativamente a depressão, melhorar as funções físicas e aumentar a qualidade de vida (Kongkasuwan et al., 2016). A terapia da cor, aplicada a doentes com AVC durante 2 horas por semana, num total de 16 semanas, revelou-se um adjuvante útil para melhorar a qualidade de vida dos doentes com incapacidade pós-AVC e dos seus cuidadores (Kim & Kang, 2013). Devido ao défice neurológico permanente causado pelo AVC, muitos doentes tornam-se dependentes de outros (Cin et al., 2019). Por conseguinte, devem ser planeadas intervenções que aumentem a atividade física e cognitiva, como a terapia da dança, sem perder tempo em indivíduos que sofreram um AVC. Verificou-se que o jazz e a dança merengue realizados como atividade física moderada em pacientes com AVC na fase subaguda foram eficazes no desenvolvimento da perceção positiva e na melhoria do equilíbrio dos pacientes (Demers et al., 2015). Num estudo realizado com 20 pacientes com AVC crónico, a terapia de dança foi considerada eficaz nos parâmetros de marcha e equilíbrio (Patterson et al., 2018). A dança folclórica portuguesa foi aplicada a 16 pacientes com AVC ligeiro a moderado nas extremidades inferiores durante 1 hora, 3 dias por semana. Ajudou a confirmar a validade da dança folclórica portuguesa como uma ferramenta em ambientes de reabilitação para sobreviventes de AVC. A aplicação da dança tem o potencial de melhorar os resultados de equilíbrio e a mobilidade funcional entre os sobreviventes de AVC (Fernandes et al., 2023). 12 pacientes com AVC crónico participaram em sessões adicionais de dança folclórica durante 50 minutos, cinco vezes por semana. Os parâmetros funcionais do equilíbrio e da marcha, a função da mão e o humor foram registados antes e depois do programa de reabilitação de 3 semanas. Como resultado do estudo, o grupo experimental mostrou uma melhoria significativa nas caraterísticas dinâmicas da marcha e do equilíbrio, enquanto as alterações nas caraterísticas do equilíbrio estático e na função da mão não atingiram significado estatístico (Varga et al., 2024). A dança é uma atividade complementar em doentes com AVC. Para além da contribuição física, a dança proporciona aos doentes uma perspetiva emocional e social. A eficácia destas intervenções de dança nos indicadores de saúde física em comparação com as actividades diárias, um programa de dança devidamente sistemático é um exercício seguro e eficaz (Cin, Demirag & Hintistan, 2022).

6.4. Efeitos da arte-terapia nas doenças neurológicas

Expressão emocional: A arte-terapia reduz a ansiedade e a depressão ao ajudar os indivíduos a expressar as suas emoções (Moon, 2002).

Desenvolvimento de habilidades motoras: As actividades artísticas estimulam a coordenação óculo-manual e as capacidades motoras finas (Tress & Tress, 2007).

Apoio Cognitivo: Melhora os processos criativos, a memória e a capacidade de resolução de problemas (Farrant & Farrant, 2013).

Conexões sociais: A terapia artística de grupo incentiva a interação social e reduz os sentimentos de solidão (Kahlo, 2017).

Bem-estar mental: A arte aumenta o sentimento de autoestima e auto-eficácia dos indivíduos (Malchiodini, 2005).

Controlo da dor: A arte-terapia pode reduzir a perceção de dor dos indivíduos (Monti, 2006).

Redução do stress: Os processos criativos proporcionam relaxamento e facilitam a gestão do stress (Bradt & Dileo, 2014).

Identidade e conexão: A arte-terapia ajuda os indivíduos a redescobrirem a sua identidade (Clements, 2006).

Atenção e concentração: As actividades artísticas podem melhorar as capacidades de atenção e concentração dos indivíduos. Os processos criativos incentivam a concentração mental (Pomerantz & Geller, 2012).

Consciência corporal: A arte-terapia ajuda os indivíduos a conhecer melhor o seu corpo e a aumentar a sua consciência corporal. Isto contribui para o desenvolvimento das capacidades motoras (Kearney, 2013).

Competências de comunicação: A arte-terapia oferece um meio alternativo de comunicação, especialmente para indivíduos com dificuldades de fala. As expressões visuais facilitam a ligação emocional (Kogan, 2010).

Ritual e formação de hábitos: As sessões de arte criam um ritual regular que pode ajudar os indivíduos a acrescentar estrutura e ordem à sua vida quotidiana (Heller, 2009).

Resolução criativa de problemas: O processo artístico desenvolve as capacidades de pensamento criativo dos indivíduos e aumenta a sua capacidade de lidar com problemas complexos (Malchiodi, 2012).

Desenvolvimento da empatia: A arte facilita a compreensão das experiências dos outros. Isto pode desenvolver um sentido de empatia nos indivíduos (McNiff, 2009).

Reconhecimento e expressão de emoções: Os indivíduos reforçam a sua capacidade de reconhecer e expressar as suas emoções através da arte, o que apoia a saúde emocional (Stuckey & Nobel, 2010). **Consciência do autocuidado:** A arte-terapia pode ajudar os indivíduos a tornarem-se mais atentos e sensíveis a si próprios, o que tem um impacto positivo no seu bem-estar geral (Malchiodi, 2020).

Criando conexão e comunidade: A arteterapia reforça os laços sociais no trabalho de grupo e ajuda os indivíduos a sentirem-se pertencentes à sociedade (Haller, 2013).

A arte-terapia em doenças neurológicas é um método eficaz que pode contribuir significativamente para os processos de tratamento dos pacientes. A arte-terapia ajuda os indivíduos a desenvolverem as suas capacidades de expressão emocional, comunicação e gestão do stress, facilitando-lhes a capacidade de lidar com as dificuldades criadas pelas suas doenças. Especialmente em doenças como Parkinson, Alzheimer e AVC, as actividades artísticas estimulam as capacidades motoras, ao mesmo tempo que apoiam as funções cognitivas. Os processos criativos proporcionados por esta terapia permitem que os doentes se exprimam novamente e estabeleçam ligações sociais. A terapia artística pode aumentar o bem-estar psicológico, ajudando os indivíduos a descobrir os seus mundos interiores e a reforçar o seu sentido de esperança e resiliência enquanto lutam contra as doenças. Assim, desempenha um papel importante na melhoria da qualidade de vida dos indivíduos que vivem com doenças neurológicas. Em geral, a terapia artística destaca-se como parte integrante das abordagens de tratamento das doenças neurológicas e oferece um processo de tratamento holístico juntamente com a intervenção médica.

REFERÊNCIAS

Abdullah, A. (2021). A ludoterapia como uma intervenção criativa com crianças: prática, formação e factores úteis. Revista Internacional de Pensamentos de Investigação Criativa, 10(3), 5361-5369.

ADTA American Dance Therapy Association, 2019, https://www.adta.org/.

Akbulak, F., & Can, G. (2023). Eficácia da coloração da mandala na redução da ansiedade em mulheres com cancro da mama em fase inicial que recebem quimioterapia pela primeira vez. Explore, 19(1), 42-47.

Akhan, L. U., Kurtuncu, M., & Celik, S. (2017). O efeito da terapia artística com argila nos níveis de desesperança entre pacientes de neurologia. Revista de Enfermagem de Reabilitação, 42(1), 39-45.

Akta§ S. (2022). Kardiyak Cerrahi Sonrasi Hastalarin Yogun Bakim Ünitesinde Ya⅞adigi Agrinin Azaltilmasina Yonelik Masaj ve Müzik Terapisinin Etkisi: Sistematik inceleme Ve Meta-Analiz. Doktora Tezi. Sivas Cumhuriyet Üniversitesi, Sivas.

Grupo Parlamentar Interpartidário para as Artes, a Saúde e o Bem-Estar. (2017). *Saúde criativa: As artes para a saúde e o bem-estar | O relatório sucinto.*

Alum, EU, Uti, DE, Ugwu, OPC ve Alum, BN (2024). Bir çareye dogru - HIV/AIDS tedavi yontemlerini antiretroviral tedavinin otesine ta⅞imak: Bir inceleme. *Tip* , *103* (27), e38768.

Alum, EU, Uti, DE, Ugwu, OPC ve Alum, BN (2024). Bir çareye dogru - HIV/AIDS tedavi yontemlerini antiretroviral tedavinin otesine ta⅞imak: Bir inceleme. *Tip* , *103* (27), e38768.

Alvarenga, W. D. A., Leite, A. C. A. B., Oliveira, M. S., Nascimento, L. C., Silva-Rodrigues, F. M., Nunes, M. D. R., & Carvalho, E. C. D. (2018). O efeito da música na espiritualidade dos pacientes: uma revisão sistemática. Revista de Enfermagem Holística, 36(2), 192204.

Associação Americana de Diabetes. (2010). Diagnóstico e classificação da diabetes mellitus. *Diabetes care, 33*(Supplement_1), S62-S69.

AMTA.(2024). Amerikan Müzik Terapi Dernegi. Terapias de saúde para crianças. (AMTA). 16.10.2024. https://www.musictherapy.org/about/musictherapy/

Archer, S., Buxton, S., & Sheffield, D. (2015). O efeito de intervenções psicológicas criativas nos resultados psicológicos de doentes adultos com cancro: uma revisão sistemática de ensaios clínicos aleatórios. Psycho-oncology, 24(1), 1-10.

ARTT. (2024). *Amerikan Sanat Terapisi Dernegi. Sanat terapisi hakkinda.* Eri⅞im adresi: https://arttherapy.org/about-art-therapy/ (Eri⅞im tarihi: 18 Ekim 2024).

Asplin, K., Augustin, O., Burckhard, J., & Jacobson, K. (2017). Os efeitos da coloração da mandala na redução do estresse em funcionários corporativos: um estudo piloto quase experimental.

Aweto, H. A., Owoeye, O. B. A., Akinbo, S. R. A., & Onabajo, A. A. (2012). Efeitos da terapia de movimento de dança em parâmetros cardiovasculares selecionados e consumo máximo de oxigénio estimado em pacientes hipertensos. Revista trimestral nigeriana de medicina hospitalar, 22(2), 125-129.

Aydin A. (2018). Hemodiyaliz tedavisi alan hastalarda müzik terapinin agri, yorgunluk, anksiyete ve ka§inti semptomlari üzerine etkisi. Yüksek Lisans Tezi, Gaziantep Üniversitesi, Gaziantep.

Aydin, B. (2012). Medical Art Therapy/Tibbi Sanat Terapisi. Psikiyatride Guncel Yaklasimlar/Current Approaches to Psychiatry, 4(1), 69-84.

Ba, X., Li, X., Zhang, Z., & Liu, W. (2024). Efeito da Musicoterapia no Bem-Estar Psicológico de Pacientes em Hemodiálise de Manutenção: Um Estudo Retrospetivo. Ruído e Saúde, 26(121), 192-197.

Babouchkina, A., & Robbins, S. J. (2015). Reduzindo o humor negativo por meio da criação de mandala: Um estudo controlado randomizado. Art Therapy, 32(1), 34-39.

Bacus, I. P., Mahomed, H., Murphy, A. M., Connolly, M., Neylon, O., & O'Gorman, C. (2022). Impacto da terapia lúdica, artística, musical e de exercício em crianças com diabetes. Irish Journal of Medical Science (1971-), 1-6.

Bae, Y. S., & Kim, D. H. (2018). A eficácia aplicada da terapia artística de argila para pacientes com doença de Parkinson. Jornal de medicina integrativa baseada em evidências, 23, 2515690X18765943.

Bar-Sela, G., Atid, L., Danos, S., Gabay, N., & Epelbaum, R. (2007). A arte-terapia melhorou a depressão e influenciou os níveis de fadiga em pacientes com cancro em quimioterapia. PsychoOncology: Journal of the Psychological, Social and Behavioral Dimensions of Cancer, 16(11), 980-984.

Basli, E., Ozmen, S., Demirci, E., Kendirci, M., Tatli, Z., & Kondolot, M. (2020). Os efeitos das técnicas de arteterapia na depressão, níveis de ansiedade e qualidade de vida no adolescente com diabetes mellitus tipo 1: Um estudo preliminar. Erciyes Medical Journal, 42(4).

Bieligmeyer, S., Helmert, E., Hautzinger, M., & Vagedes, J. (2018). Sentindo o efeito soundshort-term de uma intervenção musical vibroacústica no bem-estar e na distribuição de calor avaliada subjetivamente em pacientes com câncer - um ensaio clínico randomizado. Terapias complementares em medicina, 40, 171-178.

Boing, L., Batista, F., Pereira, G. S., Sperandio, F. F., Moratelli, J., Cardoso, A. A., ... & de Azevedo Guimarães, A. C. (2018). Benefícios da dança do ventre na qualidade de vida, fadiga e sintomas depressivos em mulheres com câncer de mama - um estudo piloto de um ensaio clínico não randomizado. Journal of bodywork and movement therapies, 22(2), 460466.

Bostancioglu, B., & Kahraman, M. E. (2017). Sanat Terapisi Yonteminin ve Tekniklerininin

Saglik-İyile§tirme Gücü Üzerindeki Etkisi. Beykoz Akademi Dergisi, 5(2), 150-162.

Bozcuk H, Ozcan, K, Erdogan, C, et al. Um estudo comparativo da terapia artística em pacientes com cancro a receber quimioterapia e melhoria da qualidade de vida através da pintura em aguarela[J]. Terapias Complementares em Medicina, 2017, 30:67-72.

Bradt, J., & Dileo, C. (2014). Intervenções musicais para pacientes com ventilação mecânica.

Bradt, J., & Goodill, S. (2013). Creative arts therapies defined: comment on "effects of creative arts therapies on psychological symptoms and quality of life in patients with cancer". JAMA internal medicine, 173(11), 969-969.

Bradt, J., Dileo, C., Magill, L., & Teague, A. (2016). Intervenções musicais para melhorar resultados psicológicos e físicos em doentes com cancro. Base de dados Cochrane de Revisões sistemáticas, (8).

Bradt, J., Potvin, N., Kesslick, A., Shim, M., Radl, D., Schriver, E., ... & Komarnicky-Kocher, L. T. (2015). O impacto da musicoterapia versus medicina musical em resultados psicológicos e dor em doentes com cancro: um estudo de métodos mistos. Supportive Care in Cancer, 23, 1261-1271.

Brandberg, Y., Mânsson-Brahme, E., Ringborg, U., & Sjodén, P. O. (1995). Psychological reactions in patients with malignant melanoma. European journal of cancer, 31(2), 157-162.

Breslow, D. M. (1993). Artes criativas para hospitais: a experiência da UCLA. Patient education and counseling, 21(1-2), 101-110.

Bro, M. L., Jespersen, K. V., Hansen, J. B., Vuust, P., Abildgaard, N., Gram, J., & Johansen, C. (2018). Tipo de azul: Uma revisão sistemática e meta-análise de intervenções musicais no tratamento do cancro. Psico-oncologia, 27(2), 386-400.

Bryl, K., Whitley, J., Lopez-Nieves, I., Liou, K., Chimonas, S., Tortora, S., & Mao, J. J. (2024). Experiências e benefícios percebidos da terapia de dança/movimento entregue remotamente para pacientes adultos com cancro: uma avaliação de programa multi-método. Supportive Care in Cancer, 32(6), 388.

Bujang, M. A., Musa, R., Liu, W. J., Chew, T F., Lim, C. T., & Morad, Z. (2015). Depressão, ansiedade e stress entre pacientes em diálise e a associação com a qualidade de vida. Revista asiática de psiquiatria, 18, 49-52.

Burrai, F., Micheluzzi, V., Zito, MP, Pietro, G., & Sisti, D. (2014). Efeitos da música de saxofone ao vivo nos parâmetros fisiológicos, dor, humor e níveis de coceira em pacientes submetidos à hemodiálise. Journal of renal care , 40 (4), 249-256.

Bussard, A.D., & Kleinman, S. (1991). Arte-terapia com pacientes com SIDA. Em H.B. Landgarten, & D. Lubbers(Eds.), Adult art psychotherapy: Issues and applications(pp. 144173). Philadelphia: Brunner/Mazel.

Carswell, C., Reid, J., Walsh, I., McAneney, H., Lee, J. B., & Noble, H. (2021). Intervenções complexas baseadas em artes para pacientes em hemodiálise: Uma revisão realista. Artes e saúde, 13(2), 107-133.

Carter, A. M., Dioso, E. R., Romero, B., Clinker, C. E., & Lucke-Wold, B. (2023). Medicina complementar e terapia das artes expressivas: adjuvante na recuperação após procedimentos neurocirúrgicos. OBM Medicina Integrativa e Complementar, 8(1), 1-14.

Case, C., & Dalley, T. (2006). Handbook of art therapy. (2 rd ed. pp.1-10). London: Routledge.

Chan, M. F., Wong, O. C., Chan, H. L., Fong, M. C., Lai, S. Y., Lo, C. W., ... & Leung, S. K. (2006). Efeitos da música em pacientes submetidos a um procedimento de pinça C após intervenções coronárias percutâneas. Journal of Advanced Nursing, 53(6), 669-679.

Chang, L., Wang, Y., Zhang, J., Zhao, W., Li, X., & Yang, L. (2024). Efeito da musicoterapia combinada com exercício aeróbico na qualidade do sono em pacientes com cancro da mama submetidas a quimioterapia após uma mastectomia radical: um ensaio clínico randomizado. BMC women's health, 24(1), 408.

Chaudhary, N. (2012). Mandala - uma ferramenta poderosa para a autodescoberta. The Scientific Ravi, 146-164.

Cheng, P., Xu, L., Zhang, J., Liu, W., & Zhu, J. (2021). Papel da terapia artística em pacientes com câncer de mama e ginecológico: uma revisão sistemática e meta-análise. Jornal de Medicina Paliativa, 24(3), 443-452.

Cheraghi, P., Hekmatpour, D., Rafiei, F., & Ansari, J. (2024). A comparison between effects of sudoku and mandala painting on anxiety of breast cancer patients undergoing chemotherapy. Journal of Family Medicine and Primary Care, 13(2), 431-437.

Chew, B. H., Shariff-Ghazali, S., & Fernandez, A. (2014). Aspectos psicológicos dos cuidados com o diabetes: Efectuando mudanças comportamentais nos pacientes. Revista mundial de diabetes, 5(6), 796.

Chiang, M., Reid-Varley, W. B., & Fan, X. (2019). Terapia artística criativa para doenças mentais. Pesquisa em psiquiatria, 275, 129-136.

Cin, A., Boyraz, S., Ozturk, V., & Yaka, E. (2019). Desnutrição em pacientes idosos com acidente vascular cerebral. Jornal Turco de Doenças Cerebrovasculares, 25(3), 155-163.

Cin, A., Demirag, H., & Hintistan, S. Effect of Dance Intervention on Physical and Cognitive Functions in Patients with Stroke, International Euroasia Congress on Scientific Researches and Recent Trends 9, vol (2), p. 166, Antalya, Türkiye, ISBN: 978-625-8405-60-6

Clements, M. (2006). Arteterapia e Identidade nas Perturbações Neurológicas.

Cleveland Clinic.2024. Diyabet. 16.10.2024.

https://my.clevelandclinic.org/health/diseases/7104-diabetes-mellitus-an-overview .

Cohen, S. O., & Walco, G. A. (1999). Dance/movement therapy for children and adolescents with cancer. Cancer Practice, 7(1), 34-42.

Collette, N., Sola, I., Bonfill, X., & Pascual, A. (2022). Arte-terapia no cancro avançado. Uma revisão cartográfica das evidências. Current Oncology Reports, 24(12), 1715-1730.

Conceição, L. S. R., Neto, M. G., do Amaral, M. A. S., Martins-Filho, P. R. S., & Carvalho, V. O. (2016). Efeito da dançaterapia na pressão arterial e na capacidade de exercício de indivíduos com hipertensão arterial: uma revisão sistemática e meta-análise. International journal of cardiology, 220, 553-557.

Courneya, K. S., Keats, M. R., & Turner, A. R. (2000). Exercício físico e qualidade de vida em doentes com cancro após quimioterapia de alta dose e transplante autólogo de medula óssea. Psycho-Oncology: Journal of the Psychological, Social and Behavioral Dimensions of Cancer, 9(2), 127-136.

Çakmak, 0., Biçer, i., & Demir, H. (2020). Saglikta sanat terapisi kullanimi: Literatür taramasi. Saglik ve Sosyal Refah Araçtirmalari Dergisi, 2(2), 12-21.

da Fonseca Paulino, N., de Andrade Cabral, A. P. A., de Souza, C. R., & Matheus, L. B. G. (2024). Efeitos da Dança Terapêutica em Mulheres com Câncer de Mama Submetidas a Tratamento Radioterápico. Revista Brasileira de Fisioterapia, 28, 100946.

De Giorgi, R., Fortini, A., Aghilarre, F., Gentili, F., Morone, G., Antonucci, G., ... & Iosa, M. (2023). Arte-terapia virtual: aplicação do efeito michelangelo à neurorreabilitação de pacientes com AVC. Jornal de medicina clínica, 12(7), 2590.

De Pisapia, N., Bacci, F., Parrott, D., & Melcher, D. (2016). Redes cerebrais para a criatividade visual: um estudo de conetividade funcional do planeamento de uma obra de arte visual. Relatórios científicos, 6(1), 39185.

Demers, M., McKinley, P. (2015). Viabilidade de realizar uma intervenção de dança para AVC subagudo num hospital de reabilitação. Int J Environ Res Public Health, 12(3), 120-32.

Deshmukh, S. R., Holmes, J., & Cardno, A. (2018). Arte-terapia para pessoas com demência. Cochrane Database of Systematic Reviews, (9).

Dibbell-Hope, S. (2000). A utilização da dança/terapia do movimento na adaptação psicológica ao cancro da mama. The Arts in Psychotherapy, 27(1), 51-68.

Drake, C. R., Searight, H. R., & Olson-Pupek, K. (2014). A influência da criação de arte em estados de humor negativos em estudantes universitários. American Journal of Applied Psychology, 2(3), 69-72.

Drinkwater, C., Wildman, J., & Moffatt, S. (2019). Prescrição social. BMJ (Clinical research ed.), 364, l1285. https://doi.org/10.1136/bmj.l1285

Durualp, E., & Altay, N. (2012). A comparison of emotional indicators and depressive symptom levels of school-age children with and without cancer. Journal of Pediatric Oncology Nursing, 29(4), 232-239.

Düzgün, G., & Karadakovan, A. (2024). Effect of music on pain in cancer patients in palliative care service: a randomized controlled study. OMEGA-Journal of Death and Dying, 88(3), 1085-1100.

Dvorak, A. L. (2011). Grupos de apoio de musicoterapia para pacientes com cancro e cuidadores (Dissertação de doutoramento, Universidade de Iowa).

Associação Europeia EADMT, Terapia do movimento da dança, 2018, https://www.eadmt.com.

Ebadinejad, Z., Payandeh, A., Zahed, G., & Mohalli, F. (2017). O efeito da aeróbica na ansiedade em crianças com câncer. Jornal da Universidade de Ciências Médicas Torbat Heydariyeh, 4(4), 16-22.

Edwards, G.M. (1994). Arte-terapia com pacientes HIV-positivos: Hardiness, creativity and meaning. Artes em Psicoterapia, 20(4), 325-333

Elkis-Abuhoff, D., Gaydos, M., Goldblatt, R., Chen, M., & Rose, S. (2009). Mandala drawings as an assessment tool for women with breast cancer. As artes em psicoterapia, 36(4), 231-238.

Elkis-Abuhoff, D., Gaydos, M., Goldblatt, R., Chen, M., & Rose, S. (2009). Mandala drawings as an assessment tool for women with breast cancer. As artes em psicoterapia, 36(4), 231-238.

Ellingson, L., & Cook, D. (2011). O exercício induz hipoalgesia por meio da modulação da dor condicionada. The Journal of Pain, 12(4), P37.

Emard, N., Lynch, K. A., Liou, K. T., Atkinson, T., Green, A. K., Daly, B., ... & Mao, J. J. (2021). Programação virtual mente-corpo para pacientes com câncer durante a pandemia COVID-19: Estudo qualitativo. JMIR cancer, 7(2), e27384.

Emblad, S. Y., & Mukaetova-Ladinska, E. B. (2021). Terapia artística criativa como uma intervenção não farmacológica para a demência: Uma revisão sistemática. Journal of Alzheimer's Disease Reports, 5(1), 353-364.

Eseadi, C., & Amedu, A. N. (2023). Impacto potencial das intervenções musicais na gestão das condições diabéticas. *Revista Mundial de Casos Clínicos, 11*(13), 2916.

Eseadi, C., & Ngwu, M. O. (2023). Significância da musicoterapia no tratamento da depressão e das perturbações de ansiedade em pessoas com cancro. Revista mundial de oncologia clínica, 14(2), 69.

Estell, M. H., Whitford, K. J., Ulrich, A. M., Larsen, B. E., Wood, C., Bigelow, M. L., ... & Lapid, M. I. (2024). Intervenção de Musicoterapia para Reduzir a Carga de Sintomas em Pacientes de Hospício: Um estudo descritivo. American Journal of Hospice and Palliative Medicine®, 10499091241237991.

Fan, X., Lei, Y. Y., & Wang, M. (2023). O efeito da terapia de pintura em pacientes com câncer: uma revisão de escopo. TMR Non-Drug Ther, 6(2), 9.

Fancourt, D. (2017). Artes na saúde: projetando e pesquisando intervenções. Oxford University Press.

Farrant, M., & Farrant, D. (2013). O papel da Arteterapia na Reabilitação Cognitiva.

Fatkulina, N., Hendrixson, V., Rauckiene-Michealsson, A., Kievisiene, J., Razbadauskas, A., & Agostinis Sobrinho, C. (2021). Dança/terapia do movimento como intervenção em pacientes com câncer de mama: uma revisão sistemática. Medicina Complementar e Alternativa Baseada em Evidências, 2021(1), 4989282.

Feldman, MB, Betts, DJ ve Blausey, D. (2014). HIV/AIDS ile ya⅞ayan insanlar için bir sanat terapisi programinin süreç ve sonuç degerlendirmesi. *Sanat Terapisi*, *31* (3), 102109.

Fengying, S., & Qi, Z. (2015). Efeito da musicoterapia wuxing na emoção negativa em pacientes com câncer de pulmão submetidos à quimioterapia intravenosa. Departamento de Medicina Interna, 15, 35-37.

Fernandes, J. B., Domingos, J., Família, C., Veríssimo, J., Castanheira, P., Menezes, C., ... & Godinho, C. (2023). Intervenção de dança folclórica portuguesa adaptada para reabilitação subaguda pós-acidente vascular cerebral: protocolo de estudo. Frontiers in public health, 11, 1200093.

Firincik, S. (2019) Kronik Bobrek Yetmezligi Hastalarina Uygulanan Çozüm Odakli Dani§manligin Ba§a Çikma ve Hastalik Uyumuna Etkisi. Doktora tezi. Gazi Üniversitesi, Ankara.

Foreman, KJ, Marquez, N., Dolgert, A., Fukutaki, K., Fullman, N., McGaughey, M., ... & Murray, CJ (2018). 250 olüm nedenine ait ya⅞am beklentisi, kaybedilen ya⅞am yillari ve tüm nedenlere bagli ve nedene ozgü olüm oraninin tahmini: 195 ülke ve bolge için 2016-40 yillari için referans ve alternatif senaryolar. *The Lancet, 392*

(10159), 2052209

Forzoni, S., Perez, M., Martignetti, A., & Crispino, S. (2010). Arte-terapia com pacientes com cancro durante as sessões de quimioterapia: uma análise da perceção de utilidade dos pacientes. Palliative & supportive care, 8(1), 41-48.

Francis, EC, Powe, CE, Lowe Jr, WL, White, SL, Scholtens, DM, Yang, J., ... & Sweeting, A. (2023). Gestasyonel diabetes mellitus tanisinin iyile⅛tirilmesi: sistematik bir inceleme ve meta-analiz. *Ileti$im tıbbı* , *3* (1), 185.

Friedman, G. D. (2022). Drop the beat music therapy: uma proposta de programa de musicoterapia psicoeducacional para indivíduos com diabetes tipo 2 (Dissertação de mestrado).

Gabriel, B., Bromberg, E., Vandenbovenkamp, J., Walka, P., Kornblith, A. B., & Luzzatto, P. (2001). Arteterapia com pacientes adultos transplantados de medula óssea em isolamento: um estudo piloto. Psycho-Oncology: Journal of the Psychological, Social and Behavioral Dimensions of Cancer, 10(2), 114-123.

Gambrel, L. E., Burge, A., & Sude, M. E. (2020). Criatividade, aceitação e a pausa: Um exemplo de caso de mindfulness e arte em terapia com um adolescente. Journal of Creativity in Mental Health, 15(1), 81-89.

Gao, Y., Wang, B., Qin, G., Liang, S., Yin, J., Jiang, H., ... & Li, X. (2024). Potencialidades terapêuticas da alicina nas doenças cardiovasculares: avanços e direcções futuras. Medicina Chinesa, 19(1), 93.

Gao, Y., Wei, Y., Yang, W., Jiang, L., Li, X., Ding, J., & Ding, G. (2019). A eficácia da musicoterapia para pacientes terminais: uma meta-análise e revisão sistemática. Journal of pain and symptom management, 57(2), 319-329.

Garcia, K. M. (2024). An Investigation of Music Therapists' Perceptions and Practice for Persons With Diabetes Mellitus (Dissertação de Mestrado, The Florida State

University).

Gauthier F. (2023). Koroner Anjiyografi Uygulanacak Hastalarda Nefes Egzersizi ve Müzik Terapinin Anksiyete, Agri ve Ya⅞amsal Bulgular Üzerine Etkisi. Doktora Tezi. Ege Üniversitesi, izmir.

Gavron, T., Snir, S., Berkovsky, Y., Azoulay, S., Dor, L., Franko, N., ... & Segal, Y. (2024). Terapia da arte comunitária (CAT): aprendendo com as percepções dos estudantes de pós-graduação em terapia da arte. International Journal of Art Therapy, 1-10.

Geretsegger, M., Mossler, K. A., Bieleninik, E., Chen, X. J., Heldal, T. O., & Gold, C. (2017). Musicoterapia para pessoas com esquizofrenia e transtornos semelhantes à esquizofrenia. Cochrane Database of Systematic Reviews, (5).

Gerteisen, J. (2008). Monstros, macacos e mandalas: terapia da arte com crianças que sofrem os efeitos de traumas e do espetro alcoólico fetal (FASD). Art Therapy, 25(2), 90-93.

Geue, K., Goetze, H., Buttstaedt, M., Kleinert, E., Richter, D., & Singer, S. (2010). Uma visão geral das intervenções de terapia artística para pacientes com cancro e os resultados da investigação. Terapias complementares em medicina, 18(3-4), 160-170.

Dado, B. A., & Dado, C. W. (2019). O fardo dos cuidadores de cancro.

Gomes Neto, M., Menezes, M. A., & Carvalho, V. O. (2014). Dançaterapia em pacientes com insuficiência cardíaca crónica: uma revisão sistemática e uma meta-análise. Reabilitação Clínica, 28(12), 1172-1179.

Goodill, S. W. (2005). Terapia de dança/movimento para adultos com fibrose cística: dados piloto sobre o humor e a adesão. Alternative Therapies in Health & Medicine, 11(1).

Gough, W. C. (1986). Artes e flores: extrair o melhor do paciente. Um interesse crescente. The American journal of nursing, 86(2), 164-166.

Gray, M. F. (2022). Criando cuidados: arte e medicina nos hospitais dos EUA. Rowman & Littlefield.

Greenlee, H., DuPont-Reyes, M. J., Balneaves, L. G., Carlson, L. E., Cohen, M. R., Deng, G., ... & Tripathy, D. (2017). Diretrizes de prática clínica sobre o uso baseado em evidências de terapias integrativas durante e após o tratamento do câncer de mama. CA: a cancer journal for clinicians, 67(3), 194-232.

Guo YJ, Fu FF, Shi WL. Um estudo sobre o valor da terapia de desenho para melhorar a função de vida e a psicologia da ansiedade de pacientes em quimioterapia para câncer de mama. Contemp Nurs 2020(04vo27):83-85

Gürcan, M., & Atay Turan, S. (2021). A eficácia do desenho da mandala na redução dos sintomas psicológicos, ansiedade e depressão em adolescentes hospitalizados com cancro: Um ensaio aleatório controlado. European Journal of Cancer Care, 30(6), e13491.

Hackney, M. E., Kantorovich, S., Levin, R., & Earhart, G. M. (2007). Efeitos do tango na mobilidade funcional na doença de Parkinson: um estudo preliminar. Journal of neurologic physical therapy, 31(4), 173-179.

Haller, H. (2013). Arteterapia e construção de comunidade.

Hass-Cohen, N., & Findlay, J. C. (2015). Arteterapia e a neurociência dos relacionamentos, criatividade e resiliência: Habilidades e práticas (série norton sobre neurobiologia interpessoal). WW Norton & Company.

Hattori, H., Hattori, C., Hokao, C., Mizushima, K., & Mase, T. (2011). Estudo controlado sobre o efeito cognitivo e psicológico de colorir e desenhar em doentes com doença de Alzheimer ligeira. Geriatrics & gerontology international, 11(4), 431-437.

Heiney, S. P., & Darr-Hope, H. (1999). Ícones de cura: Programa de apoio artístico para doentes com cancro. Cancer Practice, 7(4), 183-189.

Heller, L. (2009). Arteterapia como Ritual: Implicações para a Cura e a Autodescoberta.

Hiansdt, J. S., Boing, L., Sperandio, F. F., de Bem Fretta, T., & de Azevedo Guimarães, A.

C. (2021). A influência da intervenção de dança de 12 semanas na qualidade do sono e na dor em mulheres com câncer de mama - Estudo piloto de um ensaio clínico não randomizado. Journal of Bodywork and Movement Therapies, 26, 43-48.

Hinz, L. D. (2019). Continuum de terapias expressivas: Uma estrutura para usar a arte na terapia. Routledge.

Ho, R. T., Fong, T. C., Cheung, I. K., Yip, P. S., & Luk, M. Y. (2016). Efeitos de um programa de terapia de movimento de dança de curto prazo sobre os sintomas e o estresse em pacientes com câncer de mama submetidos à radioterapia: um estudo randomizado, controlado e simples-cego. Journal of pain and symptom management, 51(5), 824-831.

Hohmann, L., Bradt, J., Stegemann, T., & Koelsch, S. (2017). Efeitos da musicoterapia e intervenções baseadas em música no tratamento de transtornos por uso de substâncias: Uma revisão sistemática. PloS one, 12(11), e0187363.

Holland, J. C. (Ed.). (2010). Psycho-oncology. Oxford University Press.

Horghagen, S., Josephsson, S., & Alsaker, S. (2007). The use of craft activities as an occupational therapy treatment modality in Norway during 1952-1960. Occupational therapy international, 14(1), 42-56.

Hu, J., Zhang, J., Hu, L., Yu, H., & Xu, J. (2021). Arteterapia: um tratamento complementar para transtornos mentais. Frontiers in psychology, 12, 686005.

Ibrahim, M., Muanza, T., Smirnow, N., Sateren, W., Fournier, B., Kavan, P., ... & Dalzell, M. A. (2018). Um estudo piloto randomizado controlado sobre os efeitos de um programa de exercícios progressivos na amplitude de movimento e força de preensão da extremidade superior em jovens adultos com câncer de mama. Clinical breast cancer, 18(1), e55-e64.

Iguina, M. M., & Kashan, S. (2023). Arteterapia. Em StatPearls. Editora StatPearls.

Federação Internacional de Diabetes (IDF), 2021. 10.ª edição do Atlas da Diabetes da IDF. Bruxelas, Bélgica, P. 14-52. Eri⅞im tarihi: 16.10.2024 https://idf.org/

iriagaç, Y., Çavdar, E., Karaboyun, K., Avci, O., Tuna, N., & §eber, E. S. (2022). A influência de objetos visuais e música nos níveis de ansiedade de pacientes com câncer de mama programados para fazer quimioterapia pela primeira vez: um estudo clínico prospetivo randomizado. Supportive Care in Cancer, 30(5), 4355-4362.

Jasemi, M., Aazami, S., & Zabihi, R. E. (2016). Os efeitos da musicoterapia na ansiedade e depressão de pacientes com cancro. Revista indiana de cuidados paliativos, 22(4), 455.

Jiang, H. T. (2021). Uso da Arteterapia de Pintura na Educação em Saúde Mental de Estudantes Universitários Chineses. Ensino Superior e Estudos Orientais, 1, 36-42.

Jiang, X. H., Chen, X. J., Xie, Q. Q., Feng, Y. S., Chen, S., & Peng, J. S. (2020). Efeitos da terapia artística no tratamento do cancro: Uma revisão sistemática e meta-análise. *European Journal of Cancer Care, 29(5),* e13277.

Johnson, A. (2008). Arte-terapia e hemodiálise pediátrica: criação de espaço terapêutico num ambiente médico de unidade aberta (Dissertação de doutoramento, Universidade Concordia).

Jones, J. P., Walker, M. S., Drass, J. M., & Kaimal, G. (2018). Intervenções de arte-terapia para membros do serviço militar ativo com transtorno de estresse pós-traumático e lesão cerebral traumática. Jornal Internacional de Arteterapia, 23(2), 70-85.

Jribi, A., Dhouib, F., Baati, I., Fourati, N., Nouri, O., Hentati, S., ... & Daoud, J. (2024). Musicoterapia, como ela muda a forma de perceber as cores para pacientes com câncer de mama submetidos à radioterapia? Jornal de Psicologia Positiva e Bem-Estar, 8(2), 190-19

Jung, C. G. (2017). Simbolismo da mandala: (Do Vol. 9i obras coletadas). Imprensa da

Universidade de Princeton.

Juslin, P. N. (2013). Das emoções quotidianas às emoções estéticas: Rumo a uma teoria unificada das emoções musicais. Physics of life reviews, 10(3), 235-266.

Kahlo, F. (2017). Arteterapia e Interação Social em Pacientes com Doença Crónica.

Kahraman, B. N. (2024). Hemodiyaliz sirasinda uygulanan sanat terapinin diyaliz semptomlari ve spiritüel iyilik haline etkisi.

Kaltsatou, A., Mameletzi, D., & Douka, S. (2011). Physical and psychological benefits of a 24-week traditional dance program in breast cancer survivors (Benefícios físicos e psicológicos de um programa de dança tradicional de 24 semanas em sobreviventes de cancro da mama). Journal of bodywork and movement therapies, 15(2), 162-167.

Katz, C., & Hamama, L. (2013). "Desenhe-me tudo o que aconteceu com você": Explorando os desenhos de crianças sobre abuso sexual. Children and Youth Services Review, 35(5), 877-882.

Kavala, A., & Tokatlioglu, T. §. (2023). Hemodiyaliz Tedavisi Uygulanan Bireylerde Anksiyete ve Depresyonun Yonetiminde Nonfarmakolojik Yontemlerin Rolü: Literatura sobre o tema. Nefroloji Hem⅞ireligi Dergisi, 18(2), 104-113.

Kearney, L. (2013). O Impacto da Arte-Terapia na Consciência Corporal em Pacientes com Dor Crónica.

Kern, P., & Tague, D. B. (2017). Status e tendências da prática da musicoterapia em todo o mundo: Um estudo de inquérito internacional. The Journal of Music Therapy, 54(3), 255-286.

Khadar, M. G., Babapour, J., & Sabourimoghaddam, H. (2013). O efeito da terapia artística baseada na terapia da pintura na redução dos sintomas do transtorno desafiador de oposição (TDO) em meninos do ensino fundamental. Procedia-Social and Behavioral Sciences, 84, 1872-1878.

Khodabakhshi Koolaee, A., Vazifehdar, R., & Bahari, F. (2016). Impacto da terapia da pintura na agressão e ansiedade de crianças com cancro. Caspian Journal of Pediatrics, 2(2), 135-141.

Kiliç, S, P. (2019). Bobrek Yetersizligi ve Bakim Yonetimi. In Olgu Senaryolariyla iç Hastaliklari Hem⅞ireligi. istanbul Tip Kitabevi, 487-501.

Kievisiene, J., Jautakyte, R., Rauckiene-Michaelsson, A., Fatkulina, N., & Agostinis-Sobrinho, C. (2020). O efeito da arteterapia e da musicoterapia em pacientes com câncer de mama: o que sabemos e o que precisamos descobrir - uma revisão sistemática. Medicina Complementar e Alternativa Baseada em Evidências, 2020(1), 7390321.

Kim, K. S., Loring, S., & Kwekkeboom, K. (2018). Uso de intervenção artística para dor e qualidade de vida entre pacientes com câncer: uma revisão sistemática. Jornal de Enfermagem Holística, 36(4), 341-353.

Kim, M. K., & Kang, S. D. (2013). Efeitos da terapia artística usando cores no propósito da vida em pacientes com acidente vascular cerebral e seus cuidadores. Yonsei medical journal, 54(1), 15-20.

Kline, T. (2016). Arteterapia para indivíduos com lesão cerebral traumática: Uma abordagem abrangente de tratamento informada pela neurorreabilitação. Art Therapy, 33(2), 67-73.

Knill, P. (2005). Principles and Practice of Expressive Arts Therapy, Toward a Therapeutic Aesthetics. Jessica Kingsley.

Kogan, L. R. (2010). O Papel da Arte-Terapia na Melhoria das Habilidades de Comunicação em Pacientes Não-Verbais

Kongkasuwan, R., Voraakhom, K., Pisolayabutra, P., Maneechai, P., Boonin, J., & Kuptniratsaikul, V. (2016). Terapia artística criativa para melhorar a reabilitação de pacientes com AVC: um estudo controlado randomizado. Reabilitação clínica, 30(10), 1016-

1023.

Kohler, F., Martin, Z. S., Hertrampf, R. S., Gabel, C., Kessler, J., Ditzen, B., & Warth, M. (2020). Musicoterapia no tratamento psicossocial de pacientes adultos com câncer: uma revisão sistemática e meta-análise. Frontiers in psychology, 11, 651.

Kohler, F., Martin, Z. S., Hertrampf, R. S., Gabel, C., Kessler, J., Ditzen, B., & Warth, M. (2020). Musicoterapia no tratamento psicossocial de pacientes adultos com câncer: uma revisão sistemática e meta-análise. Frontiers in psychology, 11, 651.

Kroz, M., Mehl, A., Didwiszus, A., Gelin-Kroz, B., Reif, M., Berger, B., ... & Büssing, A. (2019). Confiabilidade e primeira validade do questionário de correspondência interna para terapia de pintura (ICPTh) em uma amostra de pacientes com câncer de mama. Terapias Complementares em Medicina, 42, 355-360.

Lagattolla, F., Zanchi, B., Pietro, M., Cormio, C., Lorusso, V., Diotaiuti, S., ... & Romito, F. (2023). Musicoterapia recetiva versus musicoterapia em grupo com pacientes com câncer de mama hospitalizados para cirurgia. Supportive Care in Cancer, 31(3), 162.

Lambertini M., Aftimos P., Gombos A., Awada A., e Piccart M., Cancro da mama, Efeitos secundários da terapia médica do cancro. (2018) Springer Nature, Basileia, Suíça, https://doi.org/10.1007/978-3-319-70253-7_2, 2-s2.0-85053649324.

Levy, F. J. (1988). Dance movement therapy: a healing art. American Alliance for Health, Physical Education, Recreation, and Dance (Aliança Americana para a Saúde, Educação Física, Recreação e Dança).

Li, Y., & Peng, J. (2022). Avaliação da terapia das artes expressivas na resiliência de estudantes universitários em Covid-19: uma abordagem de análise de rede. Revista internacional de investigação ambiental e saúde pública, 19(13), 7658.

Lin, F., Chen, L., & Gao, Y. (2024). Musicoterapia em pacientes em hemodiálise: Systematic Review and Meta-Analysis. Terapias Complementares em Medicina, 103090.

Lin, Y. J., Lu, K. C., Chen, C. M., & Chang, C. C. (2012). Os efeitos da música como terapia no bem-estar geral de pacientes idosos em hemodiálise de manutenção. Pesquisa biológica para enfermagem, 14(3), 277-285.

Loo, L. W., Nishibun, K., Welsh, L., Makolo, T., Chong, C. D., Pagano, I., ... & Bantum, E. O. (2019). Usando um programa de dança cultural para aumentar a atividade física sustentável para sobreviventes de câncer de mama - um estudo piloto. Terapias complementares em medicina, 47, 102197.

Luzzatto, P., & Gabriel, B. (2000). A jornada criativa: Um modelo para terapia artística de grupo a curto prazo com pacientes com cancro pós-tratamento. Art Therapy, 17(4), 265-269.

Ma, X., & Bai, M. (2024). Efeito da Musicoterapia Familiar em Pacientes com Câncer Primário de Fígado Submetidos a Cuidados Paliativos e seus Cuidadores: A Retrospective Study. Ruído e Saúde, 26(121), 120-127.

MacPherson, S., Bird, M., Anderson, K., Davis, T., & Blair, A. (2009). Um programa de acesso a galerias de arte para pessoas com demência: 'You do it for the moment'. Aging & mental health, 13(5), 744-752.

Malchiodi, C. A. (1999). Arteterapia médica com crianças. Jessica Kingsley Publishers.

Malchiodi, C. A. (2005). Terapias Expressivas.

Malchiodi, C. A. (2012). Intervenções criativas em terapia infantil.

Malchiodi, C. A. (2020). Trauma e terapia das artes expressivas: Cérebro, corpo e imaginação no processo de cura. Publicações Guilford.

Malchiodi, C. A. (2023). O que é terapia das artes expressivas. Manual de terapia das artes expressivas, 3-20.

Mangeri, F., Montesi, L., Forlani, G., Dalle Grave, R., & Marchesini, G. (2014). Um programa padrão de dança de salão e latina para melhorar a aptidão física e a adesão à atividade física em indivíduos com diabetes tipo 2 e na obesidade. Diabetologia e síndrome metabólica, 6, 1-8.

Mannheim, E. G., Helmes, A., & Weis, J. (2013). Terapia de dança/movimento na reabilitação oncológica. Forschende Komplementarmedizin (2006), 20(1), 33-41.

Mardani, F., Shafiabadi, A., & Jafari, A. (2020). A eficácia da terapia da pintura na ansiedade em crianças com transtorno de déficit de atenção / hiperatividade. Applied Family Therapy Journal (AFTJ), 1(2), 68-85.

Maruf, F. A., Akinpelu, A. O., & Salako, B. L. (2013). Efeitos do exercício aeróbico e da terapia medicamentosa na pressão arterial e nos medicamentos anti-hipertensivos: um ensaio clínico randomizado. Ciências da Saúde em África, 13(1), 1-9.

Mathew, M. (2019). Diabetes e Dança: Capacitar os doentes através do movimento.

Maulana, A., Agustini, M., & Mariani, M. (2024). O Efeito da Musicoterapia no Nível de Ansiedade de Pacientes com Hemodiálise. Revista de Enfermagem e Educação em Saúde, 3(2).

McManus, I. C., & Furnham, A. (2006). Actividades estéticas e atitudes estéticas: Influências da educação, dos antecedentes e da personalidade no interesse e envolvimento nas artes. British Journal of Psychology, 97(4), 555-587.

McNiff, S. (2009). A arte como medicina: Criando uma terapia da imaginação.

Mechler-Schonach, C., & Spreti, F. (2005). Freiraum. Psychotherapeut, 3(50), 163-178.

Mengqin, Z., Xing, L., Yan, H., & Jianhua, R. (2024). A Terapia da Arte Mandala melhora o bem-estar psicológico de pacientes com câncer ginecológico durante o período perioperatório? Um Estudo Quasi-Experimental. Integrative Cancer Therapies, 23, 15347354241259180.

MeSH. (1974). Terapia artística. Biblioteca Nacional de Medicina (NLM). Eri⅞im Tarihi (03.12.2023), Eri⅞im Adresi: https://www.ncbi.nlm.nih.gov/mesh/68001155

Milliken, R. (2002). Dance/movement therapy as a creative arts therapy approach in prison to the treatment of violence. The Arts in Psychotherapy, 29(4), 203-206.

Mirabella, G., De Vita, P., Fragola, M., Rampelli, S., Lena, F., Dilettuso, F., ... & Modugno, N. (2017). O teatro é uma intervenção terapêutica complementar válida para a reabilitação emocional de pacientes com doença de Parkinson. Parkinson's Disease, 2017(1), 7436725.

Mock, V., Dow, K. H., Meares, C. J., Grimm, P. M., Dienemann, J. A., Haisfield-Wolfe, M. E., ... & Gage, I. (1997, julho). Effects of exercise on fatigue, physical functioning, and emotional distress during radiation therapy for breast cancer. In Oncology nursing forum (Vol. 24, No. 6, pp. 991-1000).

Modugno, N., Iaconelli, S., Fiorlli, M., Lena, F., Kusch, I., & Mirabella, G. (2010). O teatro ativo como terapia complementar na reabilitação da doença de Parkinson: um estudo piloto. Revista Científica Mundial, 10(1), 2301-2313.

Molassiotis, A., Potrata, B., & Cheng, K. K. F. (2009). Uma revisão sistemática da eficácia da medicação chinesa à base de plantas na gestão dos sintomas e na melhoria da qualidade de vida em doentes adultos com cancro. Terapias complementares em medicina, 17(2), 92-120.

Monti, D. A., et al. (2006). O Impacto da Arte-Terapia no Tratamento da Dor: A Review of the Literature.

Moon, B. L. (2002). Terapia de Arte em Estúdio: Cultivando a Identidade do Artista no Arteterapeuta.

Morris, M. E., Slade, S. C., Wittwer, J. E., Blackberry, I., Haines, S., Hackney, M. E., & McConvey, V. B. (2021). Terapia de dança online para pessoas com doença de Parkinson: viabilidade e impacto no envolvimento do consumidor. Neuroreabilitação e Reparação Neural, 35(12), 1076-1087.

Moula, Z., Powell, J., & Karkou, V. (2022). Evidências qualitativas e baseadas nas artes de crianças que participam num estudo piloto controlado e aleatório de terapias artísticas baseadas na escola. Crianças, 9(6), 890.

Mugerwa, S., & Holden, J. D. (2012). Writing therapy: a new tool for general practice? British Journal of General Practice, 62(605), 661-663.

Muslu, L., & Ozsoy, S. A. (2017). Hem⅞irelik, Estetik ve Sanat. Revista de Educação e Investigação em Enfermagem/Hemçirelikte Egitim ve Ara⅞tirma Dergisi, 14(4).

Nainis, N., Paice, J. A., Ratner, J., Wirth, J. H., Lai, J., & Shott, S. (2006). Alívio dos sintomas no cancro: utilização inovadora da terapia artística. Journal of pain and symptom management, 31(2), 162-169.

Nainis, N., Paice, J.A., Ratner, J., Wirth, J., Lai, J., &Shott, S. (2006). Alívio dos sintomas do cancro: Utilização inovadora da arte-terapia. Journal of Pain andSymptom Management, 31(2), 162-169

Narme, P., Tonini, A., Khatir, F., Schiaratura, L., Clément, S., & Samson, S. (2012). Tratamento não farmacológico da doença de Alzheimer: comparação entre intervenções musicais e não musicais. Geriatrie et Psychologie Neuropsychiatrie du vieillissement, 10(2), 215-224.

Nguyen, T. N., Nilsson, S., Hellstrom, A. L., & Bengtson, A. (2010). Musicoterapia para reduzir a dor e a ansiedade em crianças com cancro submetidas a punção lombar: um ensaio clínico aleatório. Journal of Pediatric Oncology Nursing, 27(3), 146-155.

Niedzwiedz, C. L., Knifton, L., Robb, K. A., Katikireddi, S. V., & Smith, D. J. (2019). Depressão e ansiedade entre as pessoas que vivem com e para além do cancro: uma prioridade clínica e de investigação crescente. BMC cancer, 19, 1-8.

Noice, T., Noice, H., & Kramer, A. F. (2014). Artes participativas para adultos mais velhos: A review of benefits and challenges. The gerontologist, 54(5), 741-753.

Ocvirk OG, Stinson RE, Wigg PR, Bone RO, Cayton DL. (2015). Sanatin Temelleri Teorik ve Uygulama, Karakalem Kitabevi Yayinlari, Syf.5-6

Ozden, G. (2022). Hem⅞irelikte Sanat Terapisi. Revista de Estudos de Ciências Sociais (Sssjournal), 6(71), 4535-4542.

Ozer, Z., Bahçecioglu Turan, G., Uyman, M., & Mollaoglu, M. (2024). Os efeitos da coloração da mandala na fadiga, bem-estar psicológico e enfrentamento do stress em pacientes em tratamento de hemodiálise. Hemodialysis International, 28(3), 367376.

Patchaiappan, K., & Angelline, A. K. (2023). Musicoterapia em câncer relacionado Fadiga, Qualidade do Sono e Ansiedade. Cardiometria (26), 517-523.

Patterson, K. K., Wong, J. S., Nguyen, T. U., & Brooks, D. (2018). Um programa de dança para melhorar a marcha e o equilíbrio em indivíduos com AVC crônico: um estudo de viabilidade. Tópicos em Reabilitação de AVC, 25(6), 410-416.

Peng P, Chen Y. Estado atual e progresso da investigação sobre a fadiga relacionada com o cancro. J Pract Oncolo 2022;37(4):293-298. https://doi.org/10.13267Zj.cnki.syzlzz.2022.050.

Peng, Y., Su, Y., Wang, Y. D., Yuan, L. R., Wang, R., & Dai, J. S. (2020). Efeitos da intervenção regular da terapia de dança na pressão arterial em indivíduos com hipertensão: uma revisão sistemática e meta-análise. The Journal of Sports Medicine and Physical Fitness, 61(2), 301-309.

Pike, A. A. (2013). O efeito da terapia artística no desempenho cognitivo entre adultos mais velhos etnicamente diversos. Art Therapy, 30(4), 159-168.

Pillai, A. M., & Dave, D. J. (2018). Avaliação do efeito da música clássica indiana no nível de açúcar no sangue de pacientes com Diabetes Mellitus Tipo 2. Música e Medicina, 10(4), 175-179.

Pomerantz, J. R., & Geller, L. (2012). Arteterapia: Um recurso para profissionais.

Pongan, E., Tillmann, B., Leveque, Y., Trombert, B., Getenet, J. C., Auguste, N., ... & Rouch, I. (2017). As intervenções musicais ou de pintura podem melhorar a dor crónica, o humor, a qualidade de vida e a cognição em pacientes com doença de Alzheimer leve? Evidências de um ensaio clínico randomizado. Journal of Alzheimer's Disease, 60(2), 663-677.

Ponto, J. A., Frost, M. H., Thompson, R., Allers, T., Reed Will, T., Zahasky, K., ... & Hartmann, L. C. (2003, novembro). Histórias de cancro da mama através da arte. In Oncology Nursing Forum (Vol. 30, No. 6).

Powelson, S.A. (2003). When the AIDS quilt came toKirksville: for three days in 2000, AIDS awarenessblanketed rural Missouri. American Journal of Nursing,103(3), 126127

Puetz, T. W., Morley, C. A., & Herring, M. P. (2013). Efeitos das terapias artísticas criativas nos sintomas psicológicos e na qualidade de vida em pacientes com cancro. JAMA internal medicine, 173(11), 960-969.

Radl, D., Vita, M., Gerber, N., Gracely, E. J., & Bradt, J. (2018). Os efeitos da terapia artística Self-Book© na angústia relacionada ao câncer em pacientes com câncer do sexo feminino durante o tratamento ativo: Um ensaio clínico randomizado e controlado. Psycho-Oncology, 27(9), 2087-2095.

Rahimimoghadam, Z., Rahemi, Z., Ajorpaz, N. M., & Sadat, Z. (2017). Efeitos do exercício de Pilates na saúde geral de pacientes em hemodiálise. Journal of Bodywork and Movement Therapies, 21(1), 86-92.

Ramadhani, Y., Siregar, S. D. B., Pakpahan, J. E. S., & Ningsih, T. W. S. (2023). O Efeito da Musicoterapia Clássica na Redução dos Níveis de Açúcar no Sangue em Pacientes Feridos com Pé Tipo Diabetes II no Beautiful Wound Care Center Medan. Revista Internacional de Excelência em Saúde Pública (IJPHE), 3(1), 45-53.

Rao, D., Nainis, N., Williams, L., Langner, D., Eisin, A., & Paice, J. (2009). Art therapy for relief of symptoms associated with HIV/AIDS. *AIDS care, 21(1),* 64-69.

Rehman, I. U., Chan, K. G., Munib, S., Lee, L. H., & Khan, T. M. (2019). A associação entre prurido associado à DRC e qualidade de vida em pacientes submetidos à hemodiálise no Paquistão: Um estudo transversal de reclamação STROBE. Medicine, 98(36), e16812.

Richards, A. G., Tietyen, A. C., Jicha, G. A., Bardach, S. H., Schmitt, F. A., Fardo, D. W., ... & Abner, E. L. (2019). A educação em artes visuais melhora a autoestima de pessoas com demência e reduz a carga do cuidador: um ensaio clínico randomizado. Dementia, 18(7-8), 3130-3142.

Romenets, S. R., Anang, J., Fereshtehnejad, S. M., Pelletier, A., & Postuma, R. (2015). Tango para tratamento de manifestações motoras e não motoras na doença de Parkinson: um estudo de controle randomizado. Terapias complementares em medicina, 23(2), 175-184.

Rubin, R. (2022). Pozitiften negatife ve tekrar pozitife-Paxlovid alan bazı hastalarda COVID-19'un neden tekrar ortaya çiktigi gizemi. *Jama* , *327* (24), 2380-2382.

Rudolph, I., Schmidt, T., Wozniak, T., Kubin, T., Ruetters, D., Huebner, J., & Grupo de Trabalho de Prevenção e Oncologia Integrativa da Sociedade Alemã de Cancro. (2018). Dança de salão como atividade física para pacientes com câncer: uma revisão sistemática e relatório de um projeto piloto. Jornal de Investigação do Cancro e Oncologia Clínica, 144, 759-770.

Rusted, J., Sheppard, L., & Waller, D. (2006). Um ensaio de grupo de controlo aleatório multicêntrico sobre a utilização da terapia artística para pessoas idosas com demência. Group Analysis, 39(4), 517536.

Salazar, L. R. (2019). Explorando o efeito de colorir mandalas na ansiedade matemática dos alunos em cursos de estatística empresarial. Negócios, Gestão e Educação, 17(2),

134-151.

Sandel, S. L., Judge, J. O., Landry, N., Faria, L., Ouellette, R., & Majczak, M. (2005). Dance and movement program improves quality-of-life measures in breast cancer survivors. Cancer nursing, 28(4), 301-309.

Sati, C. A. N., & Çiçek, S. C. (2024). O efeito da musicoterapia na ansiedade e na dor em indivíduos com diabetes tipo 2 que acabaram de iniciar a terapia com insulina. Gobeklitepe Saglik Bilimleri Dergisi, 7(16).

Serlin, I. A., Classen, C., Frances, B., & Angell, K. (2000). Simpósio: Grupos de apoio a mulheres com cancro da mama: Abordagens expressivas tradicionais e alternativas. The Arts in Psychotherapy, 27(2), 123-138.

Shabandokht-Zarmi, H., Bagheri-Nesami, M., Shorofi, S. A., & Mousavinasab, S. N. (2017). O efeito da música calmante auto-selecionada na dor relacionada à punção da fístula em pacientes em hemodiálise. Terapias Complementares na Prática Clínica, 29, 53-57.

Sharma, Y. P. (2017). Arteterapia: Criatividade para a cura. Tribhuvan University Journal, 31(1-2), 239-244.

Shijina, K., Chittoria, R. K., Chavan, V., Aggarwal, A., Gupta, S., Reddy, C. L., et al. (2019). Efeito da musicoterapia como adjuvante no tratamento da úlcera do pé diabético. Relato de Caso, 5 (1): 23-5. http://doi.org/10.17140/DROJ-5-142

Shim, M., Goodill, S., & Bradt, J. (2019). Mecanismos de dança / terapia de movimento para construir resiliência em pessoas com dor crônica. American Journal of Dance Therapy, 41, 87-112.

Shim, Y., Jebb, A. T., Tay, L., & Pawelski, J. O. (2021). Intervenções de artes e humanidades para florescer em adultos saudáveis: Uma revisão sistemática de estudos mistos. Revisão de Psicologia Geral, 25(3), 258-282.

Singer, R., Kruse, K. (2019). Sanat ve saglik bakimi: Disiplinlerarasi i⅞birligi hakkinda bir diyalog. *Nursing Forumda* , 54(3), 403-409).

Sofulu, F. (2022). Bobrek Hastaliklarinda Hem⅞ire Koçlugu. Turkiye Klinikleri Enfermagem em Medicina Interna - Tópicos Especiais, 8(1), 98-101.

Spitzer, R. L., Gibbon, M. E., Skodol, A. E., Williams, J. B., & First, M. B. (1994). *Manual de casos do DSM-IV: A learning companion to the Diagnostic and Statistical Manual of Mental Disorders.* American Psychiatric Association.

Stanczyk, M. M. (2011). Musicoterapia nos cuidados de apoio ao cancro. Relatórios de Oncologia Prática e Radioterapia, 16(5), 170-172.

Stanton-Jones, K. (1992). Uma introdução à terapia de movimento de dança em psiquiatria. (Sem título).

Stevens, P. E., Ahmed, S. B., Carrero, J. J., Foster, B., Francis, A., Hall, R. K., ... & Levin, A. (2024). KDIGO 2024 clinical practice guideline for the evaluation and management of chronic kidney disease. Kidney international, 105(4), S117-S314.

Stewart, N. J., McMullen, L. M., & Rubin, L. D. (1994). Terapia do movimento com pacientes deprimidos internados: A randomized multiple single case design. Archives of psychiatric nursing, 8(1), 22-29.

Strassel, J. K., Cherkin, D. C., Steuten, L., Sherman, K. J., & Vrijhoef, H. J. (2011). A systematic review of the evidence for the effectiveness of dance therapy. Terapias Alternativas em Saúde e Medicina, 17(3).

Stuckey, H. L., & Nobel, J. (2010). A ligação entre arte, cura e saúde pública: uma revisão da literatura atual. American journal of public health, 100(2), 254-263. https://doi.org/10.2105/AJPH.2008.156497

Stuckey, H. L., & Nobel, J. (2010). A conexão entre arte, cura e saúde pública: A Review of Current Literature.

Su LY, Xing YR, Li HZ. Aplicação da terapia de pintura de mandala em pacientes com câncer primário de fígado tratados com ablação por radiofrequência [J]. Henan Med Res 2022;31(17):3227-3231

Sugarman, A. (2006). Mentalização, insightfulness e ação terapêutica: A importância da organização mental. The International Journal of Psychoanalysis, 87(4), 965-987.

Sun, C., Shuliu, S., Tang, Y., Niu, X., Hwa-Seung, Y., Zhou, P., . . . Xu, L. (2023). Efeitos da musicoterapia na ansiedade em pacientes com câncer: protocolo de estudo de um ensaio clínico randomizado. BMJ Open, 13(5).

Sun, H., Yang, Y., Zhang, J., Liu, T., Wang, H., Garg, S., & Zhang, B. (2019). Medo da recorrência do cancro, ansiedade e sintomas depressivos em doentes oncológicos adolescentes e jovens adultos. Doença neuropsiquiátrica e tratamento, 857-865.

Sun, Q., Long, X., & Deng, H. S. (2016). Estado atual da teoria e aplicação da terapia da pintura. Pesquisa de Educação, 5, 59-60.

Szalai, M., Lévay, B., Szirmai, A., Papp, I., Prémusz, V., & Bódis, J. (2015). Um estudo clínico para avaliar a eficácia da dança do ventre como uma ferramenta de reabilitação em pacientes do sexo feminino com doenças malignas. Jornal Europeu de Enfermagem Oncológica, 19(1), 60-65.

$eriati, Ali (1997), Sanat, §ura Yayinlari, (ter. E. Okumu⅞, §. Ocal, S. Okumu⅞) istanbul.

T.C. Saglik Bakanligi. (2024). *Saglik istatistikleri yilligi 2022* (s. 97-106). Ankara: Saglik Bakanligi. Eri⅞im adresi:

https://dosyasb.saglik.gov.tr/Eklenti/48054/0/siy202205042024pdf.pdf (Eri⅞im tarihi: 18 Nisan 2024).

Tang, Y., Fu, F., Gao, H., Shen, L., Chi, I., & Bai, Z. (2019). Arteterapia para ansiedade, depressão e fadiga em mulheres com câncer de mama: Uma revisão sistemática. Jornal de oncologia psicossocial, 37(1), 79-95.

Thomas, S., Kennett, A., Fullerton, C., & Boyd, H. (2024). Enfermeiros de Nefrologia: Profissionais essenciais em cuidados renais sustentáveis. Canadian Journal of Kidney Health and Disease, 11, 20543581241234730.

Trauger-Querry, B., & Haghighi, K. R. (1999). Equilibrando o foco: Arte e musicoterapia para controlo da dor e gestão de sintomas em cuidados paliativos. The Hospice Journal, 14(1), 25-38.

Tress, S., & Tress, G. (2007). Os Efeitos Terapêuticos da Arte-Terapia em Pacientes com Distúrbios Neurológicos.

Tuna, D., Ovayolu, N., & Kes, D. (2018). Hemodiyaliz hastalarinda sık kar⅞ila⅞ilan problemler ve çozüm onerileri. Nefroloji Hem⅞ireligi Dergisi, 13(1), 17-25.

Tunç, A. (2007). Ergenlerin olumsuz beden imgelerine yonelik gelistirilen bili§sel-davrani§çi ve degi§tirilmi§ sanat terapisi programlarinin etkililiklerinin kar§ila§tirilmasi.

Turgut, M., Fidan, C., Içikçelik, F., & Agirba⅞, i. (2023). Hemodiyaliz Hastalarinda Yasam Kalitesi ile Depresyonun Degerlendirilmesi ve Aralarindaki iliçkinin incelenmesi. Ankara Haci Bayram Veli Üniversitesi iktisadi ve idari Bilimler Fakültesi Dergisi, 25(2), 769-788.

Türkiye Cumhuriyeti Saglik Bakanligi. (2024, Eylül 22).

https://hsgm.saglik.gov.tr/tr/hastaliklar/h%C4%B1v-a%C4%B1ds.html

Utas Akhan, L. (2012). Uso da arte na arte e tratamento psiquiátrico da psicopatologia. Revista de Educação Superior e Ciência, 2(2), 132-135.

Vaartio-Rajalin, H., Santamaki-Fischer, R., Jokisalo, P., & Fagerstrom, L. (2021). Criação de arte e terapia artística expressiva na saúde de adultos e cuidados de enfermagem: A scoping review. Revista internacional de ciências de enfermagem, 8(1), 102-119.

Vaartio-Rajalin, H., Santamaki-Fischer, R., Jokisalo, P., & Fagerstrom, L. (2021). Fazer arte e terapia artística expressiva na saúde de adultos e cuidados de enfermagem: A scoping review. Revista internacional de ciências de enfermagem, 8(1), 102-119.

Vardhan, V., Goyal, C., Chaudhari, J., Jain, V., Kulkarni, C. A., & Jain, M. (2022). Effect of dance movement therapy on cancer-related fatigue in breast cancer patients undergoing radiation therapy: a pre-post intervention study. Cureus, 14(1).

Varga, L. B., Benda, C., & Nagy, E. (2024). The Benefi ts of Enhanced Folk Dance Sessions for Stroke Rehabilitation in Terms of Motor Learning. Medical Rehabilitation, 27(4), 49-55.

Viola, L. F., Nunes, P. V., Yassuda, M. S., Aprahamian, I., Santos, F. S., Santos, G. D., ... & Forlenza, O. V. (2011). Efeitos de um programa multidisciplinar de reabilitação cognitiva para pacientes com doença de Alzheimer leve. Clinics, 66, 1395-1400.

Visser, A., & Hoog, M. O. T. (2008). Educação de terapia artística criativa para pacientes com cancro: Avaliação e efeitos. Journal of cancer education, 23, 80-84.

Visser, A., & Hoog, M. O. T. (2008). Educação de terapia artística criativa para pacientes com cancro: Avaliação e efeitos. Journal of cancer education, 23, 80-84.

Vlachopoulos, C., Aggelakas, A., Ioakeimidis, N., Xaplanteris, P., Terentes-Printzios, D., Abdelrasoul, M., ... & Tousoulis, D. (2015). A música diminui a rigidez da aorta e as reflexões das ondas. Atherosclerosis, 240(1), 184-189.

Volpe, D., Signorini, M., Marchetto, A., Lynch, T., & Morris, M. E. (2013). Uma comparação de dança irlandesa e exercícios para pessoas com doença de Parkinson: um estudo de viabilidade de fase II. BMC geriatrics, 13, 1-6.

Walker, M. S., Kaimal, G., Gonzaga, A. M., Myers-Coffman, K. A., & DeGraba, T. J. (2017). Representações visuais dos membros do serviço militar em serviço ativo de PTSD e TBI em máscaras. Revista internacional de estudos qualitativos sobre saúde e bem-estar, 12(1), 1267317.

Walker, M. S., Stamper, A. M., Nathan, D. E., & Riedy, G. (2018). Arteterapia e padrões cerebrais subjacentes de fMRI em TBI militar: Uma série de casos. Jornal Internacional de Arteterapia, 23(4), 180-187.

Walsh, S. M., Martin, S. C., & Schmidt, L. A. (2004). Testing the efficacy of a creative-arts intervention with family caregivers of patients with cancer. Jornal de Enfermagem Académico, 36(3), 214-219.

Wan, Y. H., Mao, Z. F., & Qiu, Y. R. (2009). Influência da musicoterapia na ansiedade, depressão e dor de pacientes com cancro. Chin Nurs Res, 23, 1172-1175.

Wang X, Gao J, Ruan XH, et al. Progresso da investigação sobre a aplicação da terapia de desenho em doentes com cancro. Tianjin Nurs 2021;29(6):742-745

Wang, J., & Abdullah, A. B. (2024). Um resumo da terapia das artes expressivas e da terapia da pintura. Educação Criativa, 15(2), 278-288.

Warth, M., Kessler, J., Koenig, J., Wormit, A. F., Hillecke, T. K., & Bardenheuer, H. J. (2014). Musicoterapia para promover o relaxamento psicológico e fisiológico em pacientes em cuidados paliativos: protocolo de um ensaio clínico randomizado. BMC palliative care, 13, 1-7.

What is Art Therapy-American Art Therapy Association, 2017, American Art Therapy Association, Alexandria, VA, EUA, https://arttherapy.org/about-art-therapy/.

OMS. 2024. Relatório sobre a situação mundial das doenças não transmissíveis , https://www.who.int/health-topics/cardiovascular-diseases#tab=tab_1 adresinden 16.10.2024 tarihinde eri§ilmi§tir.

Wiswell, S., Bell, J. G., McHale, J., Elliott, J. O., Rath, K., & Clements, A. (2019). O efeito da terapia artística na qualidade de vida em pacientes com câncer ginecológico recebendo quimioterapia. Gynecologic Oncology, 152(2), 334-338.

Witusik, A., Kaczmarek, S., & Pietras, T. (2022). O papel da musicoterapia no tratamento de pacientes com diabetes tipo 2. Polski Merkuriusz Lekarski: Organ Polskiego

Towarzystwa Lekarskiego, 50(297), 210-212.

Wood, M. J., Molassiotis, A., & Payne, S. (2011). Que evidência de investigação existe para a utilização da terapia artística na gestão de sintomas em adultos com cancro? Uma revisão sistemática. Psycho-Oncology, 20(2), 135-145.

Wood, M. J., Molassiotis, A., & Payne, S. (2011). Que evidência de investigação existe para a utilização da terapia artística na gestão de sintomas em adultos com cancro? Uma revisão sistemática. Psycho-Oncology, 20(2), 135-145.

Dia Mundial do Rim. (2024, Eylül 10). *Saúde dos rins.* https://www.worldkidneyday.org/2024- campaign/

Wu Chunqing. Uma breve conversa sobre a aplicação de técnicas de aguarela na pintura a óleo [J]. Shenzhou. 2018, (2). 146-146.

Xiao-hong, Y. (2008). Influência da musicoterapia na ansiedade e imunidade de pacientes com cancro gástrico durante a quimioterapia. Chinese J Practical Nursing, (6), 11-13. https://doi.org/10.3760/cma.j.issn.1672-7088.2008.06.005

Xu YH, Zhu WW, He Y, et al. Estudo sobre os efeitos da terapia de desenho na fadiga e no humor em pacientes de quimioterapia oncológica hematológica. Chin J of Pract Nurs 2020(14):1046-1051.

Yakar, H. K., Yilmaz, B., Ozkol, O., Gevher, F., & Celik, E. (2021). Efeitos da intervenção da mandala baseada na arte na angústia e ansiedade em pacientes com câncer. Terapias Complementares na Prática Clínica, 43, 101331.

Yang, Q., Shao, Q., Xu, Q., Shi, H., & Li, L. (2021). A arteterapia alivia os níveis de depressão e glicose no sangue em pacientes diabéticos: uma revisão sistemática e metanálise. Frontiers in psychology, 12, 639626.

Yang, T., Wang, S., Wang, R., Wei, Y., Kang, Y., Liu, Y., & Zhang, C. (2021). Eficácia da musicoterapia de cinco elementos em pacientes com câncer: Uma revisão sistemática e meta-análise. Terapias Complementares na Prática Clínica, 44, 101416.

Ye⅞ilkaya A., 2024. Sanat Terapisi Uygulamalarina Dayali Psikoegitim Programinin ⅛itme Engelli Çocuklarin Duygusal Okuryazarlik Becerilerine Etkisi. Yüksek Lisans Tezi. Çukurova Üniversitesi, Adana.

Yildirim, H., A⅞ikkutlu, H. S., & Kaya, L. G. (2020). Arazi Sanati Sanal Uygulamasi ile Farkindalik Yaratma: Burdur Golü Ornegi. Jornal do Instituto de Ciência e Tecnologia, 10(3), 2037-2046.

Young, W. C., Nadarajah, S. R., Skeath, P. R., & Berger, A. M. (2015). Espiritualidade no contexto de doenças potencialmente fatais e mudanças que transformam a vida. *Palliative & Supportive Care, 13(3),* 653-660.

Yu, J., Rawtaer, I., Goh, L. G., Kumar, A. P., Feng, L., Kua, E. H., & Mahendran, R. (2021). A arte de remediar o declínio cognitivo relacionado à idade: A terapia artística melhora a cognição e aumenta a espessura cortical no comprometimento cognitivo leve. Jornal da Sociedade Internacional de Neuropsicologia, 27(1), 79-88.

Yurtsever, P.A. (2014). Sanat Psikodrama: Psikoterapi Kuramlari Dizisi-4, istanbul: Okyanus Yayinlar.

Zamanifard, M., Soltanian, M., Edraki, M., Moravaj, H., & Sharifi, N. (2022). Os efeitos da terapia de pintura virtual dirigida na ansiedade, depressão e autoeficácia de crianças com diabetes tipo 1: um ensaio clínico controlado randomizado. International Journal of Community Based Nursing and Midwifery, 10(3), 210.

Zaza, C., Sellick, S. M., & Hillier, L. M. (2005). Coping with cancer: what do patients do? Journal of Psychosocial Oncology, 23(1), 55-73.

Zhao, Y., Cai, K., Wang, Q., Hu, Y., Wei, L., & Gao, H. (2021). Efeito do sapateado na pressão plantar, estabilidade postural e função da parte inferior do corpo em pacientes idosos com risco de pé diabético: um ensaio clínico randomizado. BMJ Open

Diabetes Research and Care, 9(1), e001909.

Zhou, CC, Wang, CL, Ren SL, et al. Efeitos da terapia de desenho nas náuseas e vómitos relacionados com a quimioterapia e na qualidade de vida em doentes do sexo feminino com cancro do pulmão. Nurs Res 2020;34(15):2788-2792.

Zhou, W. W. (2019). Uma revisão da pesquisa sobre o valor da arteterapia de pintura nas escolas de ensino fundamental e médio. Jiangsu Education, 32, 7-10.

Zimmer, P., Baumann, F. T., Oberste, M., Schmitt, J., Joisten, N., Hartig, P., ... & Reuss-Borst, M. (2018). Influência de recomendações personalizadas de exercícios durante a reabilitação na sustentabilidade dos níveis de atividade física medidos objetivamente, fadiga e biomarcadores relacionados à fadiga em pacientes com câncer de mama. Integrative cancer therapies, 17(2), 306-311.

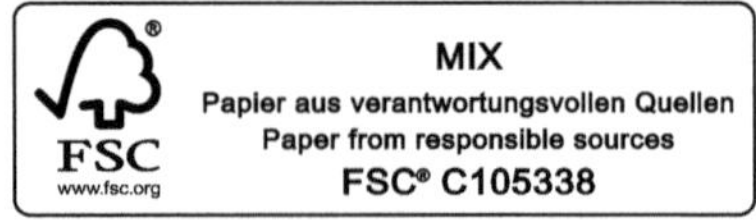

Printed by Books on Demand GmbH, Norderstedt / Germany